Impressum
Herausgeber: Kailo Verlag

Autor: Robert Krug

Design: Jeanette Mooney

Korrektorat: Christoph Landmann

Lektorat: Stefanie Lehmann

1. Auflage Juni 2021

Release 210907

www.robertkrug.com

Verlag: Kailo Verlag, Bessemerstraße 82, 10. OG Süd, 12103 Berlin

Druck: Kindle Direct Publishing

ISBN: 979 8577495749

Die Deutsche Nationalbibliothek verzeichnet diese Publikation in der Deutschen Nationalbibliografie; detaillierte bibliografische Daten sind im Internet über https://portal.dnb.de abrufbar.

Robert Krug

Low Carb Long Life

Aktuelles Grundlagenwissen zur gesündesten Ernährungsform des Menschen

Danksagung

Ich bedanke mich ganz herzlich bei allen, die mir mit vielen Anregungen, Ideen und Kritiken beim Schreiben des Buches geholfen haben. Vor allem möchte ich mich jedoch bedanken bei:

Jeanette Mooney

Stefanie Lehmann

Dr. Ulrich Strunz für sein Lob an meiner Arbeit und die Präsentationen meiner Bücher auf seiner Webseite.

Dr. Arman Edalatpour für die vielen wertvollen Tipps, Korrekturen und Ergänzungen.

Christoph Landmann für seine Korrekturen.

Chris Michalk für seine Beiträge und Bücher.

Mike Mutzel für die professionell geführten Interviews auf YouTube mit mehr als 200 amerikanischen Ärzten, die zu vielen wissenswerten Büchern und Studien führten.

Den Organisatoren der Konferenz Low Carb Down Under. Durch Euch habe ich viel über „Low Carb“ und Ernährung gelernt.

Das Buch baut auf Euren Vorträgen und Studien auf!

Danke!

Inhaltsverzeichnis

Ein wichtiger Hinweis vorweg

Dieses Buch illustriert ein komplettes bzw. ganzheitliches auf medizinische wie auch allgemeine Literatur gesetztes Verständnis vom Stoffwechselprozess des Menschen inklusive vieler damit im Zusammenhang stehender Erkrankungsbilder.

Die im Buch vorkommenden Einnahmevorschläge sind sorgfältig geprüft und nach bestem Wissen und Gewissen erarbeitet worden. Ich selbst folge ihnen bereits seit 2016.

Ein direktes Heilversprechen sowie eine Garantie können nicht gegeben werden. Dieses Buch ersetzt keinesfalls die Abklärung individueller Beschwerden und Einnahmevorschläge durch einen zugelassenen Therapeuten, wie z. B. einen Heilpraktiker oder Arzt.

Insbesondere sollten ärztliche Verordnungen nicht ohne Rücksprache mit dem behandelnden Arzt abgesetzt werden. Auf Basis dieses Buches und der genannten Studien können jedoch fundierte Vorschläge mit dem Arzt oder Heilpraktiker besprochen werden.

Eine Haftung des Autors, des Verlags und aller Personen, die an diesem Buch mitgearbeitet haben, für Personen-, Sach- oder Vermögensschäden ist ausdrücklich ausgeschlossen.

"

Für Ihre Gesundheit,
für Ihr Lebensglück
sind einzig und alleine
Sie selbst zuständig.

— Ulrich Strunz

Einleitung

Ich möchte mit diesem Buch ganz vorn mit der Geschichte des Menschen beginnen, denn in den vergangenen fünf Jahren ist mir bewusst geworden, wie wichtig eine gute Einführung ist, um Ihnen zu verdeutlichen, was Sie essen dürfen und was Sie nur sehr selten bis gar nicht essen sollten. Ich habe selbstverständlich auch nicht von Anfang an gleich alles richtig gemacht. Ich musste viel lernen, bin in viele Fallen gelaufen und habe somit immer weiter dazugelernt. Auch habe ich bis heute nicht aufgehört, mich mit der Biochemie des Menschen zu beschäftigen - und das aus vielen verschiedenen Betrachtungswinkeln.

Ein wichtiger Baustein ist die Paläontologie, mit der wir gleich beginnen, doch auch der Forschungsbericht aus der sehr jungen Zeit von Weston Price konnte seinen Teil zum Gesamtbild beitragen. Oder würden Sie es für möglich halten, dass ein 75 Jahre alter Indianer (Ureinwohner Amerikas) keinen einzigen kariösen Zahn hat? Und das ist kein Einzelfall. Weston Price hat minutiös die Zähne vieler natürlich lebender Völker auf dieser Erde untersucht. Das Bild ist immer das Gleiche: Sofern die Völker natürlich leben, mit ihrem natürlichen Essen, haben sie im Durchschnitt einen von eintausend Zähnen kariös. Essen sie weißes Mehl und Zucker, haben sie über 30% der Zähne kariös (vgl. [51]). Diese Beschreibungen von Weston Price weltweit haben mich tief beeindruckt, denn das gilt für die Schweiz genauso wie für die Aborigines.

Ein dritter wichtiger Aspekt ist die wissenschaftliche Forschung. Ich werde Ihnen in diesem Buch ausführlich erklären, wieso es so viele widersprüchliche Studien gibt und wie man diese unterscheiden kann. Das klingt langweilig, aber ich verspreche Ihnen, dass ich das so knapp wie möglich halte. Es ist jedoch extrem wichtig, damit Sie nicht auf die falsche Fährte gebracht werden. Denn die kann für Ihre Gesundheit extrem schädlich sein.

Kurzum, mit dieser zweiten Auflage meines Low Carb-Buches möchte ich Ihnen ausführlich darlegen:

Σ

- Wieso eine Low Carb-Ernährung **genetisch korrekt** ist.
- Dass es durchaus Spielraum gibt, was „**Low Carb**“ bedeutet.
- Wieso wir eine leistungsfähige **Fettverbrennungsmaschine** sind.
- Wie wir essen müssen, damit wir eine leistungsfähige **Fettverbrennungsmaschine** werden.
- Warum der Begriff **Karnivore** nicht zum Menschen passt.
- Wieso wir unsere Energie aus **Fett** beziehen sollten.
- Welche **Fette** für uns gesund, welche ungesund sind.
- Was Sie beachten müssen, wenn Sie Ihr **Essen verändern**.
- Warum wir nicht vom Verzehr von **Pflanzen** allein leben können.
- Was Tiere können, was wir Menschen nicht können.
- Warum wir **tierisches Eiweiß** brauchen.
- Was **Aminosäuren** sind.
- Warum wir **Zucker** in jeder Form aus dem Leben streichen sollten.
- Dass „hohe“ **Cholesterin**spiegel unkritisch und normal sein können.
- Welche **Cholesterinwerte** wichtig und wie beeinflussbar sind.
- Was ein Ketonkörper ist.
- Welche Wundermoleküle **Ketonkörper** doch sind.
- Was **Mitochondrien** sind und wie diese funktionieren.

Diese Informationen sind sehr wichtig, wenn Sie sich heilen, gesund bleiben oder optimieren möchten.

Notizen

“

Wir können uns nicht aus dem Diabetesproblem rausmedikamentieren. Wir können das nur durch Prävention schaffen.

— Robert Lustig

Kapitel 1 Unsere Herkunft

Einführung

Menschen machen immer wieder den Fehler, dass wir uns egozentrisch als den Mittelpunkt betrachten. Was wurde in den Religionen alles erdichtet? Die Erde sei flach. Die Erde sei der Mittelpunkt des Universums. Der Mensch solle sich die Erde untertan machen. Immer wird der Mensch ins Zentrum gerückt, nie in den Kontext der Geschichte oder besser in den Kontext der Evolution.

Doch um zu verstehen, warum wir was essen können und warum viele Produkte, die es heute auf dem Markt gibt, gefährlich für uns sind, muss man den Kontext kennen und verstehen. Wir müssen uns anschauen, wie wir uns zum Menschen entwickelt haben. Nur so finden wir die Ernährung, die zu uns Menschen passt und die ich als genetisch korrekt bezeichne. Leider trete ich mit diesem wissenschaftlichen Ansatz ganz vielen Menschen auf die „ethischen" Füße. Es sei nur so viel gesagt: Ich orientiere mich an der Wissenschaft - und nur an der Wissenschaft.

Menschen sind eine ganz eigene Gattung, die sich im Kontext der letzten drei bis vier Millionen Jahre entwickelt hat. Wir sind keine Weidetiere. Wir sind auch keine Hunde oder Katzen, also keine reinen Karnivoren. Wir haben ein vollkommen anderes Verdauungssystem, selbst im Vergleich zum Schimpansen, unserem nächsten Verwandten. Wir können einige Pflanzen auf diesem Planeten essen und haben das wohl auch über die Jahrhunderttausende gemacht. Auf der anderen Seite sind viele Pflanzen für uns lebensbedrohlich giftig. Wir können jedoch insbesondere Fleisch sehr gut verdauen und wir sind auf die vielen Vitalstoffe aus tierischer Nahrung angewiesen. Diese Vitalstoffe kommen in der Natur auch nur in tierischer Nahrung vor. Selbstverständlich gibt es alles inzwischen als Nahrungsergänzungsmittel.

Doch warum ist das so? Wie genau sah die Evolution des Menschen aus?

Die Entstehung des Menschen

Ich will nicht groß wiederholen, was andere Autoren, wie Chris Michalk (vgl. [1], Seite 3), schon ausführlich und sehr gut beschrieben haben. Daher fasse ich dieses Kapitel mit Stichpunkten zusammen.

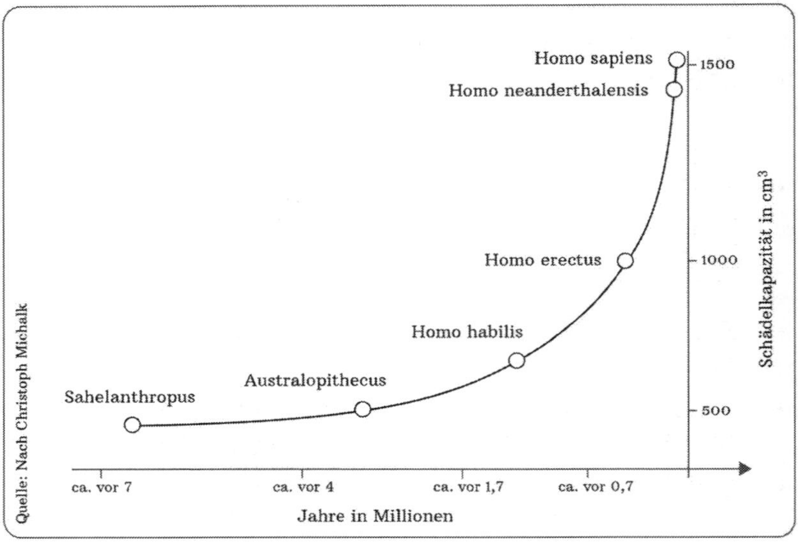

- Vor ca. 3-4 Millionen Jahren muss eine Entwicklung stattgefunden haben, so dass die Gehirngröße, die zuvor viele Millionen Jahre konstant groß war, bei unseren Vorfahren anfing zu wachsen.
- Vor ca. einer Millionen Jahren trat der Homo erectus auf den Plan, der bereits eine mehr als doppelt so große Gehirngröße hatte.
- Nach neuesten Forschungen entwickelte sich daraus der Homo sapiens. Aktuelle Funde deuten darauf hin, dass der Homo sapiens bereits 400.000 Jahre existiert, zur Überraschung der Forscher jedoch keine getrennte Entwicklung ist, sondern es gab wohl immer wieder Vermischungen.
- Der Homo sapiens hat eine Gehirngröße von ca. 1500 cm^3 und somit mehr als das Dreifache gegenüber dem Australopithecus.

- In der Zeit hat sich unser Dickdarm stark zurückentwickelt. Wir Menschen besitzen nur ca. ein Drittel der Größe des Dickdarms im Vergleich zu einem Schimpansen.
- In der sogenannten „Expensive-Tissue“-Hypothese (vgl. [S1]) wird beschrieben, dass es sehr wahrscheinlich ist, dass wir unser energieintensives Gehirn nur dadurch entwickeln konnten, weil sich ein anderes Gewebe, nämlich der Dickdarm, zurückentwickelte.
- Diese Wandlung muss einen Grund gehabt haben und der Grund kann nur lauten: Wir haben energiereicheres Essen verzehrt. Dieses energiereichere Essen ist Fleisch und vor allem **tierisches Fett**.
- Neben der Rückbildung des Dickdarms hat der Mensch einen ausgeprägt großen Dünndarm zur besseren Aufnahme von Fett und Eiweiß ausgebildet. Der Dickdarm ist zur Fermentation vorhanden und hat sich, wie bereits geschrieben, stark zurückgebildet.
- Funde von Werkzeugen beweisen, dass so Knochen aufgeschlagen und das wertvolle Knochenmark verzehrt wurde.
- Ben-Dor führt in seiner Arbeit aus, dass der Homo erectus ein sehr guter Jäger war, der vor allem Großwild gejagt hat (vgl. [S2]).
- Großwild ist insofern notwendig, als wir Menschen eine Grenze beim Verstoffwechseln von Eiweiß haben. Bei uns Menschen liegt die obere Grenze bei ca. 200 bis 300 g Eiweiß am Tag (je nach Körpergewicht) bzw. maximal 35% des täglichen Energiebedarfs (vgl. [S3], [S4]).
- Daher hatte der Mensch nur zwei weitere Möglichkeiten: Fett oder Kohlehydrate. Doch es gab noch weitere Millionen von Jahren keinen Ackerbau, daher blieb ihm nur Fett. Und je größer das Tier ist, desto mehr Fett besitzt es.
- Wohin der Mensch kam, stets hat er die Elefanten und anderes Großwild ausgerottet (vgl. [S2], [S173]).
- Da man Eiweiß ohnehin nicht als Energiequelle betrachten sollte (es ist ein Strukturelement), benutzte der Mensch über Millionen von Jahren **Fett als primäre Energiequelle** (vgl. [S2], [S173]). Bitte verinnerlichen Sie diesen Punkt!

- Ein interessanter Vergleich zu Katzen zeigt die Unterschiede auf. Katzen können ca. 70% ihrer benötigten Energie aus Eiweiß beziehen. Das kann der Mensch nicht. Da würde er binnen weniger Wochen sterben.
- Ein weiterer interessanter Aspekt ist die sogenannte N15-Untersuchung von Knochen. Hier zeigt sich anhand der Menge von N15-Isotopen, was derjenige gegessen hat. Das Erstaunliche ist, dass der Neandertaler genauso viele N15-Isotope in den Knochen aufweisen kann wie ein reiner Karnivore (vgl. [S5]). Richards fasst seine Veröffentlichung so zusammen, dass der Neandertaler, obwohl er auch Pflanzen hätte essen können, sich fast ausschließlich von tierischen Produkten ernährte.
- In einer weiteren Studie demonstriert Richards den gleichen Fund beim Homo sapiens (vgl. [S180]). Alle fünf Knochenfunde in der Höhle namens Gough zeigten höhere Mengen an N15-Isotopen als die ebenfalls gefundenen Knochen reiner Karnivoren.
- Die Studienergebnisse von Loren Cordain und Mitarbeitern ergeben, dass der Mensch sich in den letzten ca. 20.000 Jahren zu einem Drittel pflanzlich, zu einem Drittel von Fisch und Krustentieren und zu einem Drittel von Fleisch ernährt hat (vgl. [S178]). Pflanzliche Nahrung war immer Bestandteil unserer Ernährung, aber vor allem Fleisch, Fisch und Innereien von Tieren (vgl. [2], [S179]).
- Wer sich anschauen möchte, wie die Hadza, die letzten noch lebenden Jäger und Sammler, im Jahr 2021 leben, dem empfehle ich u. a. das Interview von Paul Saladino mit Eric Eadmeades. Eric Eadmeades hat in den letzten zehn Jahren oft mit den Hadza gelebt und berichtet aus erster Hand. Zudem ist Paul Saladino im Februar 2021 selbst zu den Hadza gereist und wird dazu einen Bericht anfertigen. Man muss auch erwähnen, dass „wir“ als Gesellschaft den Hadza inzwischen verbieten, viele Tiere zu bejagen. Sie können somit nicht mehr so leben wie es normal für diese Menschen ist. Was man jedoch sofort erkennt: Wie ein Mensch normalerweise aussieht. Schauen Sie sich diese Ureinwohner einmal auf YouTube an. Das sind gertenschlanke, zähe Menschen (vgl. [69]).

Was machen Weidetiere anders?

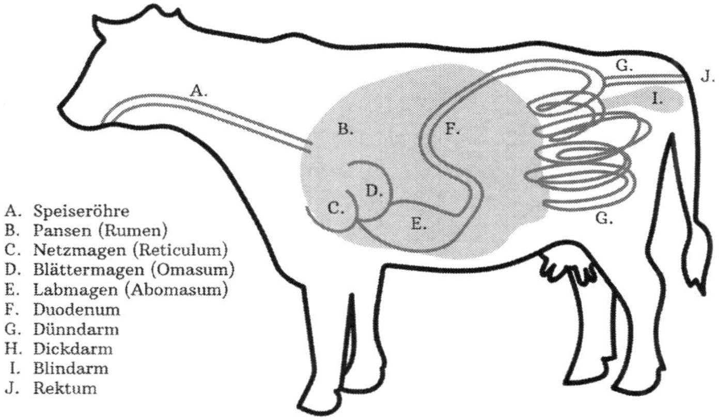

Wie unterscheidet sich die Biologie des Wiederkäuers von uns Menschen? Dieser kurze Exkurs ist sehr wichtig, um zu verstehen, warum wir die Weidetiere brauchen und was diese können, was wir nicht können.

Weidetiere, wie auch Gorillas oder Schimpansen, haben einen vollkommen anders aufgebauten Magen-Darm-Trakt. Das fängt damit an, dass deren Mägen bei weitem nicht so sauer sind wie unserer. Wir Menschen haben einen pH-Wert von ca. 1,5, hingegen haben Weidetiere einen pH-Wert von über 4. Der Magen von Weidetieren muss auch nicht so sauer sein, da er eben kein oder so gut wie kein Eiweiß aufbrechen und verdauen muss. Auch müssen diese Tiere aufgrund ihrer vegetarischen Nahrung weniger pathogene Keime abtöten. Doch vor allem haben alle Weidetiere eine wesentlich höhere **Fermentationskapazität** als der Mensch (vgl. [6], Seite 59). Daher darf der Magen auch nicht so sauer sein, denn die Fermentationsbakterien könnten bei einem pH-Wert von 1,5 nicht leben.

Nehmen wir als Beispiel das Rind mit seinen vier Mägen. Allein der Pansen hat ein Volumen von 150 bis 180 Litern und kann ca. 55 kg Futter aufnehmen. Hier wird das Futter vergoren. Dabei wird das Futter von der Kuh erneut gekaut und mit Speichel durchtränkt. Die Kuh produziert ca. 200 Liter Speichel am Tag und als Endprodukt entstehen Fettsäuren und Bakterien. Im Magen der Kuh vermehren sich die Bakterien im Rahmen der Fermentation. Diese Bakterien werden in Folge zum Teil verdaut, so dass die Kuh an Eiweiß kommt, was sie zunächst gar nicht in der Form gegessen hat. Zudem bauen die Bakterien im Pansen die Kohlenhydrate der Nahrung nahezu vollständig um zu kurzkettigen Fettsäuren wie Propionsäure und Buttersäure.

Man kann es so vereinfacht zusammenfassen: Die Bakterien im Verdauungssystem der Kuh wandeln Kohlehydrate zu Fettsäuren und Eiweiß. Die verzehrten Kohlenhydrate kommen nicht im Blut der Kuh an. Ganz anders bei uns Menschen! Bei uns landen die Kohlenhydrate aus Brot und Nudeln nahezu komplett im Blut und lassen den Blutzuckerspiegel auf Berg- und Talfahrt gehen.

Wir Menschen hingegen benötigen das vom Verdauungssystem der Kuh hergestellte Eiweiß, da wir nicht diesen Pansenmagen haben. Und wir brauchen das Fett der Kuh zur Energieversorgung.

Ethik?

Wenn ich darauf angesprochen werde, ob es nicht unethisch sei, ein anderes Lebewesen zu töten, dann antworte ich darauf: Ich habe diesen Planeten nicht geschaffen. Ich habe den Menschen nicht geschaffen. Das hat Mutter Natur gemacht. Wenn ich den Menschen hätte programmieren können (im ersten Leben bin ich Informatiker), dann würde er perfekt von Schokocroissants und Rotwein leben. Leider lag es nicht in meiner Hand. Oder man kann auch akademisch Friedrich Nietzsche zitieren:

„Moral ist die Wichtigtuerei des Menschen vor der Natur."

Wir müssen uns aber der Natur des Menschen bewusst werden, um nicht krank zu werden, oder wenn wir bereits krank sind, um gesund zu werden. Denn wie wichtig die Themen Eiweiß und gesundes Fett sind, lernen Sie im nächsten Kapitel. Und man muss sich auch die Frage gefallen lassen, wie ethisch korrekt es ist, Menschen wohl wissend krank werden oder krank bleiben zu lassen: Ist es ethisch korrekt, dass wir ca. 10 % der Bevölkerung an Diabetes Typ-2 in unserer Gesellschaft bzw. inzwischen weltweit erkranken lassen? Mit schlimmen Folgeerkrankungen und teuren Operationen sowie Folgekosten. Hier kommen auch ganz schnell „Nachhaltigkeitsargumente“ mit ins Spiel, denn diese Behandlungen, Operationen, Pflegeheime etc. binden viele Ressourcen. Aber da wir beim Thema Ethik sind, müssen wir uns hier diese Fragen gefallen lassen. Und ja, die Ernährungsvorgaben mit der hohen Menge an Kohlenhydraten fördert die Entstehung von Diabetes Typ-2 (vgl. [49]) samt aller Folgeerkrankungen wie z. B. Demenz und Alzheimer.

Wenn man mit ethischen Argumenten punkten will, dann muss man sich ganz genau die Herstellungsprozesse der „Alternativen“ anschauen. Wie viele Lebewesen dort getötet werden? Die Lebewesen mögen kleiner sein, aber bei der industriellen Landwirtschaft werden leider auch viele Tiere getötet. Sei es durch den Einsatz von Maschinen, Spritzmittel oder das Abholzen von Regenwald für „ethisch korrekte“ Avocado oder Soja. Ich will hier nicht mit dem Finger auf die Herstellung vegetarischer Produkte zeigen. Ich möchte nur relativieren, dass kein Herstellungsprozess so abläuft, dass keinem Tier Schaden zugefügt wird. Und ich möchte betonen, dass ich absolut gegen Massentierhaltung oder industrielle Fertigung von Lebensmitteln bin. Ich schreibe das auch wörtlich: Ich finde diese Herstellungsmethoden widerlich (vgl. [15], Seite 105).

Meine ideale Vorstellung wäre, dass wir uns als Gesellschaft zurückbesinnen auf eine rein biodynamische Herstellung von Nahrungsmitteln und zudem eine artgerechte bzw. auch hier biodynamische Tierhaltung, wo Tiere so gehalten werden, wie es Jahrtausende normal war. Das hat natürlich seinen Preis, aber wir müssen ohnehin abkommen von der Idee, dass man Nahrung billig und immer billiger produziert. Unsere Nahrung ist das Wichtigste, was wir mit unserem Einkommen kaufen. Sie ermöglicht uns unser Leben. Im Normalfall stärkt sie uns, wenn sie randvoll mit Vitalstoffen ist; ein Zustand der leider nicht mehr der Norm entspricht! Wir können nicht ohne Nahrung leben und wie schnell man krank werden kann, lernen Sie, wenn Sie nur eine Zeit lang das Falsche essen.

Paul Chek berät viele Spitzensportler in Amerika. Er ist ein ganzheitlicher Berater für Ernährung und Sport (vgl. [70]). Als Kind hat er auf einer Farm viel über Tierzucht gelernt. Dabei hat er verinnerlicht, dass den Viechern häufig die Sehnen rissen, wenn die Nahrung mangelhaft war. Genau das

Gleiche stellt er bei Spitzensportlern fest, die sich mit Fast Food vollkommen falsch ernähren. Sie haben die gleichen Probleme mit Muskeln und Sehnen wie die Tiere auf der Farm. Daher hat Paul Chek exakt die gleichen Vorstellungen von einem gesunden Essen wie ich. Es ist die Basis für Spitzenperformance! Zudem hat Paul Chek die Genesung und die Verbesserung an vielen hundert Spitzensportlern persönlich beobachtet, nachdem er ihnen beigebracht hat, wie man sich korrekt „biodynamisch" ernährt. Hier im Buch fasse ich die wichtigen Punkte noch zusammen.

An dieser Stelle schildere ich ausnahmsweise einmal Anekdoten, keine Studien: So berichtet Shawn Stevenson davon, dass er sich in jungen Jahren beim Zweihundertmeterlauf die Hüfte gebrochen habe (vgl. [67]). Ein Arbeitskollege von mir sprang über einen Absperrzaun und zertrümmerte sich das Knie. Der Arzt wollte nicht glauben, dass das ohne mechanische Einwirkungen passiert sei. Ein anderer Bericht beschreibt einen Halswirbelbruch beim Springen auf einem Trampolin.

Denken Sie, dass ist normal? Wenn dem so wäre, dann wären wir vor vielen Millionen Jahren ausgestorben. Stellen Sie sich vor: Sie rennen vor einem Löwen weg und Ihre Hüfte bricht.

Shawn Stevenson (vgl. [67]) beschreibt in seinem Buch die Zusammenhänge zwischen dieser abstrusen Verletzung und dem schlechten Essen seiner Kindheit.

Ein zentraler Punkt dabei ist das Thema Eiweiß und Aminosäuren. Daher lernen Sie im folgenden Kapitel, wie wichtig tierisches Eiweiß ist - insbesondere für die Festigkeit der Knochen.

DIAAS-Index im Detail

Das Thema Eiweiß und Aminosäuren ist so eine „Kleinigkeit", die ich erst in den letzten Jahren verstanden habe. Wie soll man auch alles wissen, wenn die Schule nicht in der Lage war, solche einfachen Zusammenhänge darzustellen? Was interessieren mich Kriege im Jahr 1870/71, wenn ich nicht einmal weiß, was eine Aminosäure ist oder was Selen im Körper bewirkt? Genug geschimpft, nun zum DIAAS-Index (Digestible Indispensable Amino Acid Score).

Ich habe früher naiv angenommen, dass der Körper „schon irgendwie" alles herstellen kann, wenn er genug „Energie hat", und man nur darauf achten müsse, nicht zu dick zu werden. Was „natürlich" nur daran liegt, wenn man zu viel isst. Ich kannte ein paar Vitamine wie Vitamin C, die der Mensch benötigt, aber sonst waren mir weitere Vitalstoffe nicht bewusst. Und schon gar nicht, wie wichtig Aminosäuren und somit bioverfügbares Eiweiß in der Nahrung ist.

Was sind Aminosäuren?

Aminosäuren sind die Bausteine des Lebens. Aus ihnen baut unser Körper alle Eiweiße. Verzehrte Eiweiße werden im Magen-Darm-Trakt zu Aminosäuren runtergebrochen. Wie der Körper Eiweiße baut, steht in den Genen (vgl. [50]).

Wir können mindestens acht Aminosäuren gar nicht selbst herstellen. Daher bezeichnet man diese als essentiell. Viele weitere Aminosäuren, wie z. B. L-Carnitin, L-Arginin, Prolin oder die Aminosulfonsäure Taurin können wir nur in sehr geringen Mengen produzieren, die nicht ausreichend sind. Daher bezeichnet man diese Aminosäuren als semi-essentiell. Das alles zeigt auf, dass wir eine regelmäßige Versorgung mit Aminosäuren gewohnt waren.

Das bedeutet, dass die tägliche Aufnahme von gutem, bioverfügbaren, Eiweiß für uns Menschen essentiell (lebensnotwendig) ist, u. a. für den Knochenbau, die Muskeln, die Haut, die Haare, die Hormone oder das Immunsystem. Und es macht einen himmelweiten Unterschied, ob man täglich auf seine 1-2 g bioverfügbares Eiweiß pro Kilogramm Körpergewicht kommt, also konkret Ei, Fisch und Fleisch - oder eben nicht, denn die Angaben bzgl. pflanzlichem Eiweiß sind falsch. Das sind

Schätzungen anhand des Stickstoffwertes in den Pflanzen. Zudem besitzt pflanzliches Eiweiß eine schlechtere Bioverfügbarkeit für den Menschen. Das wurde über den DIAAS-Index gemessen.

Beim DIAAS wird die Aufnahme der Aminosäuren am Ende des Dünndarms gemessen und in der Studie von Laure Herreman kann man das Thema vertiefen (vgl. S6]).

Eiweißquelle	**DIAAS-Wert**
Casein (Milch)	117
Schweinefleisch	117
Rindfleisch	112
Whey Pulver Isolate	109
Ei	101
Kartoffel	100
Soja	91
Erbse	70
Hafer	57
Grüne Bohnen	49
Reis	47
Erdnuss	43
Weizen	48
Mais	36
Corn Flakes	16

Wie Sie sehen: Viele pflanzlichen Eiweiße werden wesentlich schlechter von uns Menschen aufgenommen. Hinzu kommt, dass eine Verarbeitung dieser Produkte die Aufnahme von tierischem Eiweiß verbessert. So hat z. B. Schinken einen nochmals besseren DIAAS-Index (vgl. [S7]). Pflanzliche Eiweiße, z. B. aus Cerealien, hingegen verlieren weiter an

Bioverfügbarkeit (vgl. [S8]).

Weitere Informationen zu Aminosäuren

Messen:

Ein Aminosäureprofil, auch Aminogramm genannt (vgl. [72], Seite 17), kann man im Rahmen einer Blutanalyse messen lassen. Dies kostet z. B. bei Bioscientia in Berlin ca. 35,- Euro. Dort sieht man schwarz auf weiß seine aktuellen Werte.

Glücksempfinden:

Ohne die benötigten Aminosäuren, wie z. B. Tryptophan, kann der Körper die daraus bestehenden **Hormone** nicht herstellen. Ohne die passende Menge an Hormonen fühlt der Mensch weder **Glück** noch **Zufriedenheit**. Aber auch sehr viele Stoffwechsel-Produkte zum **Entgiften** und Verdauen im weitesten Sinne hängen von Aminosäuren ab, hier L-Glutamin, Cystein und Glycin. Das **Immunsystem** besteht komplett aus Aminosäuren. Ulrich Strunz rät daher dazu, täglich 2 g Aminosäuren pro kg Körpergewicht aufzunehmen. Bodo Kuklinski, Ron Rosedale oder Mark Sisson sind vorsichtiger und raten zu 1 g Aminosäuren pro kg Körpergewicht. Das schafft man leicht, wenn man sich täglich ein Frühstück mit reichlich Eiern und Schinken (ohne Nitrit) zubereitet. Ein Steak von 200 g hat auch 40 g Eiweiß. Ein Ei (ca. 65 g Gewicht) hingegen bringt 8 g Eiweiß mit sich, 5 g für essentielle Aminosäuren und 3 g nicht essentielle Aminosäuren.

Schlaf:

Ein kleines Beispiel für die Wichtigkeit von Aminosäuren ist L-Tryptophan. Fehlt diese Aminosäure, bekommt man Einschlaf- / Durchschlafprobleme und kann nicht wirklich glücklich werden, da L-Tryptophan der Basisbaustein für Serotonin (Glück) und Melatonin (Schlaf) ist. Wenn man an Schlafproblemen leidet, bietet es sich an, einfach mal L-Tryptophan (500 mg kurz vor dem Schlafen gehen) zusammen mit 300 mg Magnesium auszuprobieren. Auch GABA (Gamma-Aminobuttersäure), Taurin, L-Glutamin und Glycin sollen einen beruhigenden Effekt haben und können in diesen natürlichen „Schlafmix“ in der jeweiligen Dosierung von ca. 500 mg bis 1 g ausprobiert werden.

Burnout – Eigene Erfahrung:

Streng genommen war mein Aminogramm in 2017 ein einziger Mangel und zeigte auf, dass ich kurz vor dem Burnout stand (vgl. [72]). Das habe ich auch gefühlt. Burnout ist für mich:
Ein Mangel an diversen Aminosäuren. Das erklärt auch, warum ich in der Zeit so anfällig für Erkältungskrankheiten war.
Einige Defizite habe ich durch direkte Einnahme der Aminosäuren beseitigt, aber hauptsächlich durch ein **Frühstück**, welches mit vier **Eiern**, Bohnen und **Schinken** jeden Tag reich an Aminosäuren ist. Vor allem im Vergleich zum „gewohnten" Frühstück, welches aus Brot mit Marmelade bestand.

Aminosäure	Ref-Wert	Dr.Strunz	29.9.17	12.1.18	3.8.18	29.1.19	15.8.19
	in mümol/l	in mümol/l	in mümol/l	in mümol/l	in mümol/l	in mümol/l	in mümol/l
Taurin	52-210	54-170	40	63	96	52	61
Threonin	60-225	118-210	83	119	101	101	126
Serin	58-181		66	111	105	109	130
Asparagin	35-74		30	27	20	22	55
Glutaminsäure	10-131		20	22	16	11	22
L-Glutamin	205-756		383	575	471	490	535
Prolin	97-329		165	187	166	186	184
Glycin	151-490		61	199	189	212	212
Alanin	177-583		190	307	267	313	382
Citrullin	12-55		17	24	45	21	30
Alpha-AB	5-41		n.a.	32	36	35	38
Valin	119-336	206-317	264	293	323	285	364
Cystin	5-82		12	17	22	24	23
Methionin	10-42	25-40	26	20	34	28	31
Isoleucin	30-108	58-117	69	89	103	87	131
Leucin	72-201	110-217	130	157	181	138	206
Tyrosin	34-112		44	53	68	50	75
Phenylalanin	35-85	51-109	50	58	55	57	62
Tryptophan	10-140	36-125	34	43	60	30	36
Ornithin	48-195		88	128	112	68	167
Lysin	<390	139-240	164	161	177	155	216
Histidin	<80	60-110	58	82	80	71	73
Arginin	15-128	110-180	69	81	61	71	54
Gesamteiweiß	64-83		75	72	71	71	74

Ich habe es selbst erst gesehen, als ich diese Tabelle angelegt habe, wie sich das bei mir entwickelt hat. Ohne Pulver (da ich viele hochwertige Pulver aufgrund einer Milcheiweiß-Unverträglichkeit nicht gut vertrage), nur mit einem genetisch korrekten Essen, vor allem durch ein vernünftiges Frühstück und täglich ein gutes Stück Fleisch, primär rotes Fleisch, immer zusammen mit Gemüse, damit die leicht saure Verstoffwechselung vom Fleisch ausgeglichen wird. Hier bieten sich Pastinake und Süßkartoffel an.

Der Vegetarier vor 3 Millionen Jahren

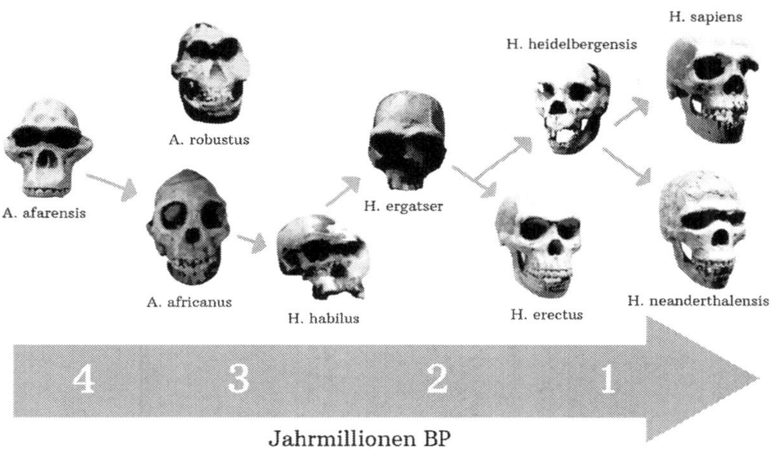

Quelle: Nach Michael Eades

In der Evolution des Menschen gab es vor ca. 3 bis 1,5 Millionen Jahren den Versuch von Mutter Natur, einen „Vegetarier" zu kreieren (vgl. [S97]). Auf der Abbildung erkennt man den „Australopithecus robustus". Untersuchungen ergaben, dass er sich primär vegetarisch ernährt hat (vgl. [S98]), hingegen die Nahrung in unserer Linie „homo" mehr und mehr tierischen Ursprungs wurde. Er ist vor ca. 1,5 Millionen Jahren ausgestorben. Michael Eades sagt es in seinem Vortrag so: „Denken Sie immer an den „Australopithecus robustus", wenn Ihnen jemand eine vegetarische oder gar vegane Ernährung empfiehlt."

In diesem Vortrag stellt Michael Eades zudem die Studie von Claire Cassidy vor, die einen interessanten Vergleich zweier Knochenfunde in Kentucky, Amerika, publizierte (vgl. [S158]). Und zwar vergleicht sie einmal Knochenfunde von Jägern und Sammlern, die ca. 5000 Jahre alt sind mit Funden von Farmern, die vor ca. 500 Jahren im gleichen US-Staat lebten.

Die Jäger und Sammler haben sich mit einem ähnlichen Mix ernährt, wie ihn auch Loren Cordain ermittelt hat: 2/3 tierische Nahrung bestehend aus

Fisch, Muscheln, Schlangen, Hirsch, Bären wie auch Kleintieren. Zudem sammelten Sie Beeren, wilde Weintrauben wie auch Nüsse. Also eine typische Low Carb-Ernährungsform.

Die Farmer haben sich hingegen von Kohlenhydraten ernährt. Sie haben Mais, Bohnen und Kürbis angebaut sowie diverse Wildpflanzen gesammelt. Zudem haben Sie Hirsch, Elch und Fasan gejagt. Selten gab es Fisch oder Schildkröten. Mais war insbesondere die Nahrung für Kleinkinder. Die Untersuchung von Frau Cassidy ergab, dass der Hauptbestandteil pflanzlicher Natur war. Sie haben primär ihren selbst angebauten Mais gegessen. Leider besitzt Mais einen schlechten DIAAS-Index. Doch was hat man an den Knochenfunden festgestellt?

Die Farmer hatten folgende Erkrankungen:

- Eisenmangel mit der Folge Cribra Orbitalia, einer porösen Oberflächenveränderung, sichtbar an den Schädelknochen. Die Hälfte der Kinder dieser Farmer hatte Cribra Orbitalia. Keines der Kinder der Jäger und Sammler hatte das Krankheitsbild.
- Hohe Anzahl an Zahnerkrankungen wie Karies: Sieben Karieserkrankungen pro Schädelfund. Die Kinder der Farmer hatten zudem viele fehlende Zähne. Im Vergleich hatten die Jäger und Sammler unter einem Zahn mit Karies je Schädelfund. Die gleiche Beobachtung machte Weston Price viele Jahre später (vgl. [51]).
- Zahnabszesse, die sich tief in den Kieferknochen „reingefressen" haben. Keine Kieferfunde der Jäger und Sammler zeigten Zahnabszesse. Auch keine Schädelfunde früherer Kulturen.
- Periostitis, eine Entzündung der Knochenhaut, ist dreizehnmal häufiger bei den Farmern zu finden als bei den Jäger und Sammlern.

Zudem waren die Lebenserwartung bei den Farmern geringer und die Kindersterblichkeit höher. Und das zu einer Zeit, in der es noch kein Fast-Food gab. Aber wie wir inzwischen wissen fehlte in dem Essen der Farmer die gute Versorgung mit bioverfügbaren Aminosäuren aus tierischem Eiweiß.

Mensch im Vergleich zum „echten“ Karnivor

Amber O‘Hearn hat einen interessanten Vortrag gehalten, in dem sie darstellt, warum wir Menschen keine „Karnivoren“, sondern eher „Lipivoren“ sind (vgl. [S103]). Wir sind nämlich nicht in der Lage, den größten Teil unserer Energie aus Eiweiß zu beziehen. Natürlich geht das für ein paar Tage, doch nach ca. 6 Wochen werden Menschen schwer krank und können sogar sterben. Man nennt diese Krankheit „Rabbit-starvation“ bzw. Kaninchenhunger.

Im Gegensatz dazu können Katzen bis zu 70% ihres Tagesbedarfs aus Eiweiß beziehen (vgl. [S105]). Sie können gefahrlos Eiweiß zu Glukose umwandeln, um z. B. ihr Gehirn mit Energie zu versorgen.

Die obere Verzehrgrenze von Eiweiß liegt bei uns Menschen bei ca. 200 bis 300 g Eiweiß am Tag (je nach Körpergewicht) bzw. maximal 35% des täglichen Energiebedarfs (vgl. [S99], [S100], [S104]).

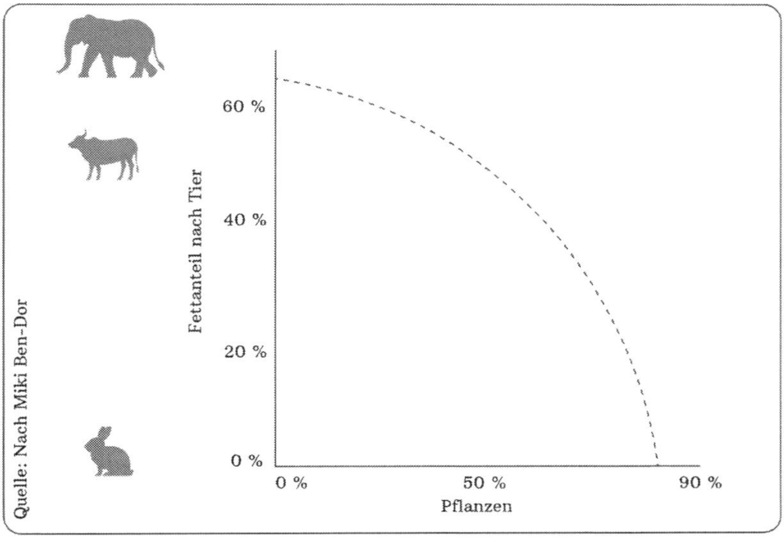

Auf Basis dieser Studien hat Miki Ben-Dor eine Grafik entworfen, in der er darstellt, welche Tiere wir mit welchem Anteil an pflanzlicher Nahrung gejagt haben müssen, damit wir nicht an Lebervergiftung sterben. So wird klar, dass wir sehr große Tiere gejagt und infolge auch komplett ausgerottet haben und Kate Lyons stellt in ihrer Studie klar, dass man das Aussterben großer Tierarten immer dann beobachtet, sobald der Mensch diese Region erreicht hat (vgl. [S101], [S102]).

Amber O'Hearn wie auch Miki Ben-Dor bezeichnen uns daher als Fettjäger, als „Lipivor". Wir Menschen können sehr gut unseren gesamten Tagesbedarf an Energie aus Fett beziehen. Das kann kein anderes Lebewesen in diesem Umfang. Wir besitzen zudem einen sehr hohen Fettspeicher im Vergleich zu anderen Karnivoren oder auch im Vergleich zum Schimpansen, der lediglich drei Prozent Körperfettanteil besitzt. Wir haben als sehr schlanke Menschen sechs bis zehn Prozent Körperfett. Lediglich Bodybuilder kommen auf vier Prozent, wenn Sie auf einen Wettbewerb gehen. Babys, wenn sie auf die Welt kommen, ernähren sich von Fett und stellen von Tag eins Ketonkörper her (vgl. [S106]), die Ersatzenergie zur Glukose für fast alle Organe in unserem Körper, vor allem jedoch für unser Gehirn. Babys besitzen bei Geburt zudem den Faktor fünf mehr Fett als neugeborene Schimpansen oder Paviane. Menschliche Babys übertrumpfen sogar Robben bei Geburt. Daher kann man am Ende dieses Abschnitts feststellen:

Wir sind eine Fettverbrennungsmaschine.

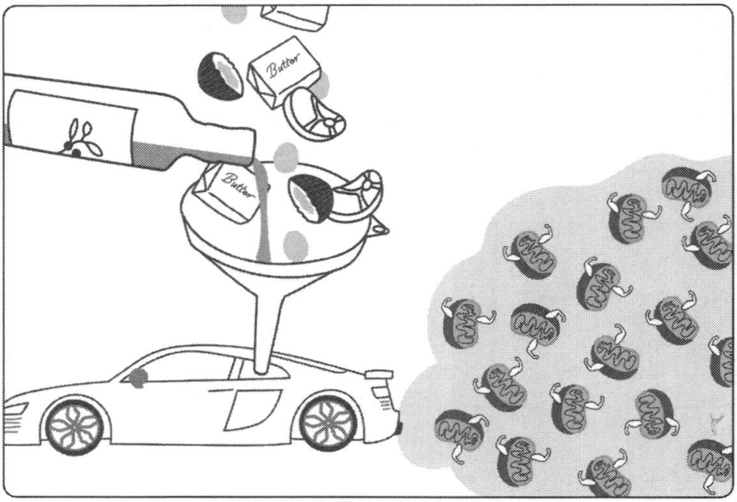

Blue Zones

Dem bis hierhin beschriebenen paläontologischen Ansatz werden immer die sogenannten „Blue Zones“ entgegengehalten. Es handelt sich um eine Untersuchung von Dan Buettner aus dem Jahr 2005, der fünf verschiedene Regionen auf der Welt benennt, wo die Menschen sehr alt werden, obwohl deren Ernährung sehr pflanzenlastig ist (vgl. [S122]).

Was man jedoch sofort im nächsten Atemzug sagen muss und was Dan Buettner auch beschreibt:

- Die Menschen leben im Familienverbund.
- Die Menschen rauchen wenig.
- Die Menschen haben eine hohe Rate an körperlicher Aktivität.
- Die Menschen engagieren sich sozial.

Was man im zweiten Atemzug auch erwähnen muss: Diese Beobachtung lässt keinen Beweis zu, da es sich mal wieder um eine epidemiologische Studie handelt. Man darf lediglich den Verdacht äußern.

In der Mathematik und somit in der Logik reicht ein Gegenbeispiel, um die Vermutung zu widerlegen, und das haben wir mit Hong Kong. Die Lebenserwartung in Hong Kong ist mit 87 Jahren ebenfalls sehr hoch (vgl. [S152]), so auch der Pro-Kopf-Konsum von Fleisch pro Tag (vgl. [S153], [48], Seite 166). Und ich gebe Ihnen ein zweites Gegenbeispiel: Die Mormonen in Amerika essen viel Fleisch und haben die gleiche Lebenserwartung wie die Einwohner aus der Blue Zone Loma Linda (vgl. [S108]).

Zudem gibt es auf Basis der Daten aus 2005 eine Korrelation, die aufzeigt, dass die Lebenserwartung umso höher ist, je höher der Konsum von tierischem Eiweiß ist (vgl. [48], Seite 167).

Dem nicht genug, der Verdacht aus der epidemiologischen Untersuchung von Dan Buettner konnte in anderen epidemiologischen Untersuchungen, wie Nhanes III oder von Heddie Mejborn, nicht bestätigt werden (vgl. [S107], [S35]). Und selbst wenn, es würde auch dann immer noch ein Verdacht bleiben, denn epidemiologische Studien liefern keine Beweise! Das muss man auch immer wieder unterstreichen. Einen Beweis kann man nur über eine kontrollierte klinische Studie führen. Dank der recht großen Karnivore-Bewegung von Shawn Baker wird es in 2021 auch erste Ergebnisse aus genau solchen Studien geben.

Doch zurück zu den Blue Zones, denn da gibt es noch mehr Überraschungen. Die Einwohner von Sardinien und Okinawa lieben Fisch. Dieser Fehler wurde auch in einigen paläontologischen Studien gemacht, dass man Fisch als Pflanzen angibt.

Das bedeutet: Die Untersuchung von Dan Buettner ist durch das Weglassen der Daten, z. B. von Hong Kong, nicht nur schlecht recherchiert, sie ist auch noch falsch. Das erinnert stark an eine krude Theorie von Ancel Keys, verzehrtes Cholesterin und gesättigtes Fett seien gefährlich für uns Menschen.

Zum Abschluss möchte ich noch auf eine zentrale Frage zur Gesundheit eingehen. Was kann aus Sicht der Evolution wichtiger sein, als dass wir Menschen uns fortpflanzen können? Schauen wir uns daher die Spermaqualität von Vegetariern einmal an.

Fortpflanzung

In der Studie von Eliza Orzylowska an 474 Männern aus der Blue Zone Loma Linda wurde gezeigt, dass die Spermaqualität stark reduziert war. Das steht auch wortwörtlich im Resümee (vgl. [S109]): „Diese Studie zeigt, dass die vegetarische Ernährung die Spermaqualität reduziert.“

In der Harvard-Studie von Carmen Messerlian wurde zudem festgestellt, dass der Verzehr von Soja-Produkten zu einer reduzierten Spermaqualität führt. Hier wurden 487 Männer untersucht (vgl. [S110]).

Für die Produktion von Spermazellen braucht der Mann L-Arginin. Diese Aminosäure ist zwar nicht essentiell, man ist sich heute jedoch sicher, dass wir sie nicht ausreichend herstellen können. Und sie findet sich reichlich in der Nahrung, die wir Millionen von Jahren zu uns genommen haben: Fleisch und Fisch.

Knochenfestigkeit

In der „EPIC-Oxford“ Studie von Tammy Tong wurden ca. 65.000 Teilnehmer in Großbritannien über 8 Jahre begleitet. Davon waren 19.499 Vegetarier und 1982 waren Veganer. Es zeigten sich ein 231% höheres Risiko für einen Hüftbruch sowie ein 205% höheres Risiko für einen Beinbruch. Das Gesamtrisiko für einen Knochenbruch war 43% höher gegenüber den Teilnehmern, die Fleisch essen. Des Rätsels Lösung ist die Aminosäure Lysin, die primär in tierischen Nahrungsmitteln vorkommt (vgl. [S157]).

Fig. 1

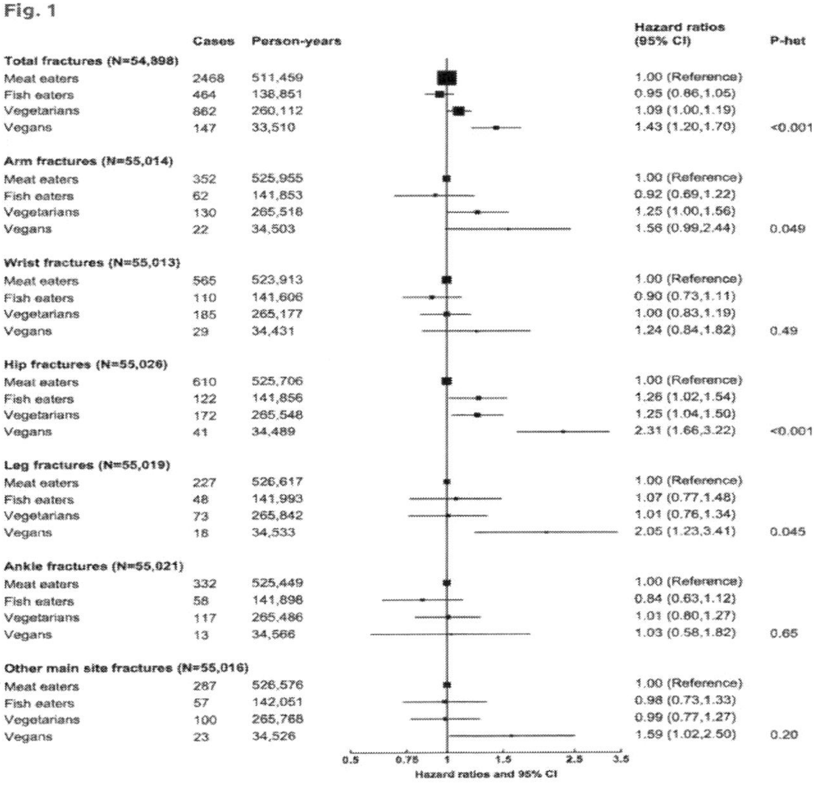

Mikrobiom

Die Forschung am Mikrobiom im Menschen steht noch ganz am Anfang. Das ist sicherlich ein extrem interessantes Forschungsgebiet, da es schon unglaublich vielversprechende Ansätze bei der Behandlung von schweren Darmerkrankungen gibt.

Man sollte sich jedoch nicht der Illusion hingeben, dass das Mikrobiom allein dafür verantwortlich ist, wenn ein Mensch an Diabetes oder Alzheimer erkrankt. Ulrich Strunz beschreibt das Mikrobiom gern als das Spiegelbild unseres Essens.

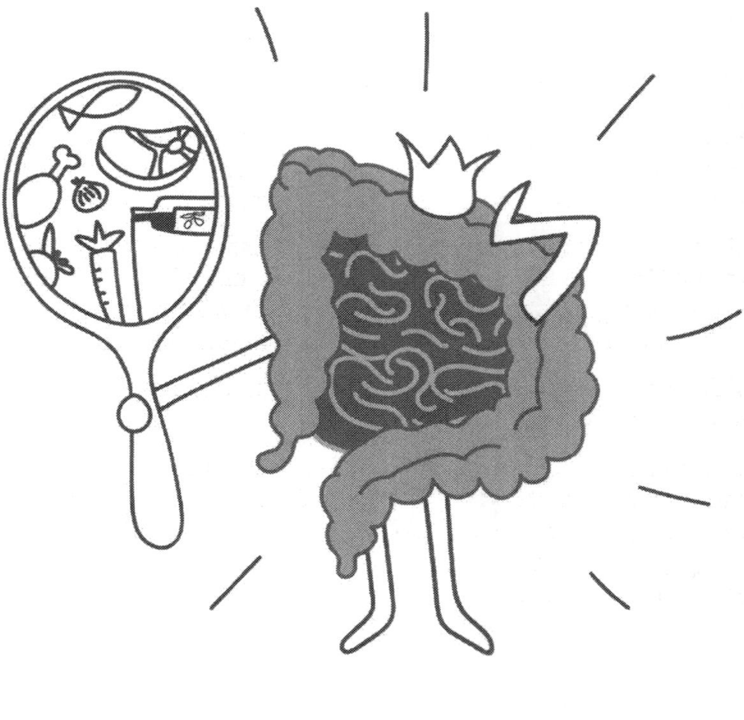

Man kann anhand eines Stuhltests durchaus sehen, wie gesund oder ungesund sich jemand ernährt. Man sollte jedoch nicht die Erwartung haben, dass man durch eine Verbesserung des Mikrobioms **allein** geheilt wird und sich weiter vollkommen falsch ernähren kann, sofern man ein Probiotikum zur Stärkung des Mikrobioms nimmt. Das schwingt bei der einen oder anderen Präsentation zum Thema Mikrobiom gern mal mit, vor allem wenn die Studie vorgestellt wird, in der man dicke Mäuse per Stuhltransplantation schlanker gemacht hat (vgl. [S113], [S114]).

Ich garantiere Ihnen, dass dieser Effekt verschwindet, sofern man die Mäuse im Anschluss, sozusagen ohne das „Probiotikum", welches die Stuhltransplantation darstellt, weiterhin das falsche Futter fressen läßt. Ganz davon abgesehen, dass es sich hier um eine Studie an Mäusen und nicht an Menschen handelt.

Ich möchte damit nicht sagen, dass eine solche Behandlung sinnlos ist. Gerade bei schweren Darmerkrankungen, wie z. B. Morbus Crohn, gibt es vielversprechende Resultate (vgl. [S123]), nur muss sie einhergehen mit einer gesunden Lebensweise und damit verbunden mit gesundem Essen. Sonst wird das bestenfalls ein kurzfristiger Effekt sein.

Ich will damit sagen: Es liegt nicht am Mikrobiom allein, dass ein Mensch stoffwechselkrank wird. Das Mikrobiom leidet natürlich auf seine Weise genauso wie der gesamte menschliche Körper. Es wird kein „Probiotikum" geben, das so wirkt, dass wir vollkommen falsch weiter essen können.

Natürlich kümmert man sich, im Rahmen eines ganzheitlichen Heilansatzes, auch um das Mikrobiom:

Durch Nahrung und durch ein gutes Probiotikum plus heilende Nahrungsergänzungsmittel (vgl. [15], Seite 211) wie z. B. L-Glutamin. Nur genauso wichtig ist es, Gluten in jeder Form, Zucker wie auch Milch zu meiden (vgl. [15]), wenn der Darm erkrankt ist oder wenn man glutensensitiv ist (vgl. [15], Seite 215).

Ist rotes Fleisch nicht krebserregend?

Natürlich stellen sich inzwischen viele Leser die Frage:

Rotes Fleisch ist doch krebserregend?!

Wie kann der Autor so etwas empfehlen? Es gibt schließlich „Studien“ aus Harvard, die das „belegen“. Hier die Erklärung zu der immer wiederkehrenden Behauptung, das Essen von rotem Fleisch würde die Gefahr z. B. von Darmkrebs erhöhen:

In einer ausführlich angelegten Interventionsstudie (diese Art Studien lassen Beweise zu, siehe nächstes Kapitel) mit 2.000 Teilnehmern (zufällige Verteilung) wurde gezeigt, dass der Verzehr von rotem Fleisch zu keinem höheren Risiko führt (vgl. [S71]). Im Gegensatz dazu entbehrt das Statement der IARC (International Agency for Research on Cancer) jeglicher wissenschaftlicher Grundlagen, wie Georgia Ede vortrefflich in einem Vortrag klarstellt. Und das Mysterium „Blue Zones“ haben wir bereits entzaubert.

Das Problem liegt wieder einmal darin, dass auf Basis von **Vermutungen** argumentiert wird, die aus **epidemiologischen Studien** hervorgehen.

Aber Neu5Gc ist doch gefährlich?

Neu5gc ist ein Molekül, welches vor allem in rotem Fleisch vorkommt. Man kann sich biochemisch eine mögliche Gefahr herleiten. So könnte dieses Eiweiß eine Autoimmunreaktion im Körper auslösen (vgl. [48], Seite 160).

Aber wenn dem so wäre, wie kommt es dann, dass Mormonen wie auch die Menschen in Hong Kong eine so eine hohe Lebenserwartung haben (vgl. [S152], [S153], [S108]), obwohl sie doch sehr viel rotes Fleisch essen? Zudem stellt man bei den Hadza keine erhöhten Entzündungswerte fest. Ein Volk, das sich bis beute primär von der Jagd ernährt (vgl. [69]).

Ein Gegenbeispiel reicht, um einen Verdacht zu kippen. Hier stehen drei.

Weitere Karnivorfakten

Ich möchte abschließend noch einige Fakten darstellen, warum wir auf den Konsum von tierischen Produkten angewiesen sind.

Pro Karnivor, also Fleischfresser:

- Wir haben eine Kapazität zur **Fermentation** im Dickdarm von 17 %. Im Vergleich dazu haben Schafe 80 % und Kühe 75 % Kapazität. Hunde haben 14 % und Katzen 16 % (vgl. [6], Seite 59).
- Kühe als Pflanzenfresser nehmen, wie oben beschrieben, nur 5% der gegessenen Stärke als Blutzucker (Glukose) auf, da im Magen 95% u. a. in kurzkettige Fettsäuren umgewandelt werden. Wir Menschen hingegen nehmen nahezu **100% der Stärke** von Getreide oder Kartoffeln in die Blutbahn auf. Unser Magen ist nicht in der Lage, aus Stärke kurzkettige Fettsäuren herzustellen.
- Wir können den Bedarf an **Taurin** nur von außen decken. Taurin ist in Fleisch, nicht aber in Gemüse vorhanden.
- Wir können **Vitamin B12** (Cobalamin) nicht selbst herstellen und sind auf eine Zufuhr von außen angewiesen. Daher zeigen Vegetarier höhere Werte an Homocystein (vgl. [S182).
- Wir haben im Vergleich zu Herbivoren einen ausgeprägten **Dünndarm** zur Aufnahme von Aminosäuren (vgl. [75]).
- Wir können **Eisen** aus Fleisch wesentlich besser aufnehmen als aus Gemüse.
- **Cholin** kommt in pflanzlichen Nahrungsmitteln so gut wie nicht vor. Der Mensch kann den Gesamtbedarf an Cholin nicht selbst herstellen.
- **L-Carnitin** ist in pflanzlichen Nahrungsmitteln so gut wie nicht enthalten (vgl. [8], Seite 130, vgl. [38], Seite 100). Der Bedarf liegt bei ca. 300 mg am Tag, wovon wir nur ca. 10% selbst bilden können (vgl. [38], Seite 100). Daher sind wir auf rotes Fleisch angewiesen, denn auch in Fisch oder Geflügel finden sich nur kleine Mengen. Man erkennt gerade am Carnitin, noch mehr als bei Taurin, dass wir auf eine tägliche Versorgung mit Fleisch

angewiesen sind. So zeigen Vegetarier oder Veganer auch signifikant niedrigere Werte im Blut und im Urin (vgl. [S183]).

- **Q10** kommt in pflanzlichen Nahrungsmitteln nicht vor (vgl. [8], Seite 130).
- Die Omega-3-Fettsäuren **DHA** und **EPA** bekommt man nur aus tierischer Quelle. ALA aus Leinsamen kann nur in sehr geringen Mengen umgebaut werden (vgl. [9]).
- **Glutathion**: Eine gute Versorgung mit Eiweißen ist essentiell für einen guten Glutathionstatus (vgl. [10], Seite 186). Das ist mit einer vegetarischen oder gar veganen Ernährungsweise schwierig.
- **Lysin** ist wichtig für die Knochendichte (vgl. [11], Seite 152, vgl. [S181]) und kommt primär in Fleisch und Fisch vor.
- **Vitamin K2** in der Form **MK-4** kommt nur in tierischen Lebensmitteln vor. Das ist genau die Form, die wir in allen menschlichen Gewebearten vorfinden.

Ich möchte keine Belehrung an dieser Stelle abgeben. Es sei auch angemerkt, dass Stephen Phinney in seinem Buch „Die aktuelle Atkinsdiät“ (vgl. [12]) extra einen Abschnitt für Vegetarier und Veganer beinhaltet, der eine atkinsbasierte Diät zum Erreichen der Ketose vorstellt. Will Cole hat sogar ein Buch geschrieben, in dem er eine ketogene Ernährung auf pflanzlicher Basis beschreibt (vgl. [62]).

Nur bitte bedenken Sie: Es ist nicht nur der Vitamin B12-Spiegel, den man als Vegetarier im Auge behalten muss. Es handelt sich auch um Eisen, Taurin, Cholin, L-Carnitin, Q10, Vitamin K2 und einige weitere Aminosäuren, die hauptsächlich in tierischen Nahrungsquellen vorkommen. Zudem führt tierisches Fett wie kein anderes Mittel zu guten Werten für HDL.

Σ

- Der Mensch hat sich über ca. 3 Millionen Jahre entwickelt. Dabei hat sich der Verdauungstrakt stark verändert.
- Der menschliche Verdauungstrakt ist ausgelegt auf die Aufnahme von Eiweiß und Fett.
- Der Mensch kann, wie kein anderes Lebewesen, Fett als Energie benutzen und dauerhaft tief in Ketose überleben.
- Der Mensch muss den Hauptteil seiner Energie entweder aus Fett oder aus Kohlenhydraten beziehen, da er nur begrenzt Eiweiß zu Energie umbauen kann, ohne dabei schwer zu erkranken. Und dieser Hauptteil war die letzten 2 Millionen Jahre Fett.
- Der Mensch ist auf sehr viele Vitalstoffe aus tierischer Nahrung angewiesen, weil er sich über zwei Millionen Jahre primär von tierischen Produkten ernährt hat. Dadurch führten der Abbau (z. B. Vitamin C) oder die Veränderung (z. B. Retinol oder DHA) von Enzymen nicht dazu, dass wir ausgestorben sind.
- Ernährt sich der Mensch ohne tierische Produkte, so kommt es zu einem Mangel an vielen Vitalstoffen wie z. B. Vitamin B12, Vitamin K2, Cholin, Carnitin, Lysin, EPA oder DHA.
- Ernährt sich der Mensch ohne tierische Produkte, reduziert sich seine Fähigkeit zur Fortpflanzung.
- Eine Ernährung mit einem hohen Anteil an Kohlenhydraten lässt den Körper hohe Werte an Insulin und Triglyceriden bilden.
- Hohe Insulin- und Triglyceridwerte korrelieren stark mit den Themen Herzinfarkt (KHK), Diabetes Typ-2 wie auch diversen Krebsarten.

"

Traue keiner Statistik, die du nicht selbst gefälscht hast.

— Winston Churchill

Kapitel 2 Generell zum Thema Studien

Nun ein paar Worte zu Studien, damit klar wird, warum es so viele gegensätzliche Aussagen gibt. Das liegt primär an der Art und Weise, wie mit Studienergebnissen umgegangen wird, aber auch, wie Studien erstellt und von wem Studien bezahlt werden.

In der Medizin werden hauptsächlich zwei verschiedene Arten von Studien eingesetzt: Epidemiologische und klinische Studien.

Epidemiologische Studien

Das sind Studien, die man an Bevölkerungsgruppen vornimmt und aus denen man eine **Korrelation** ermitteln kann. Das bedeutet, man kann mit diesen Studien einen **möglichen** Zusammenhang finden.

Diese Studien liefern einen **Verdacht**, einen Hinweis, aber keinen Beweis (im Englischen sagt man „A correlation does not imply causation“). Man muss einen Verdacht aus einer solchen Studie mit sogenannten klinischen Studien beweisen.

Das ist extrem wichtig zu wissen, denn auf solch einer epidemiologischen Studie basiert die Katastrophe der Ernährungsempfehlungen der letzten 60 Jahre mit einem gigantischen Ausmaß an Fettleibigkeit und metabolischer Störung auf der Welt. Allen voran die Empfehlungen der USDA (United States Department of Agriculture), der sich viele Verantwortungsträger angeschlossen haben. So auch die DGE (Deutsche Gesellschaft für Ernährung).

Kleine Anmerkung: Die aktuell im Jahr 2021 weltweit noch geltenden Ernährungsvorgaben mit dem hysterischen Schrei nach „Esst kein gesättigtes Fett“, „Esst viele Kohlenhydrate in Form von Getreide“, „Esst kaum rotes Fleisch“ usw. sind nie mit einer Studie belegt bzw. untersucht worden. Nina Teicholz hat es geschafft, diese wahre Begebenheit im angesehen Fachmagazin BMJ veröffentlicht zu bekommen (vgl. [S26]) und das muss man sich auch auf der Zunge zergehen lassen:

Die heutigen Ernährungsvorgaben wurden nie per Studie überprüft.

Es gibt nicht wenige Forscher, die sagen, man müsse alle epidemiologischen Studien komplett einstellen, da sie viel zu viel Unheil angerichtet haben.

Dazu kommt, dass diese Aussage zu gesättigtem Fett komplett falsch ist, da die Wissenschaft etwas vollkommen anderes feststellt. Wie Sie noch lesen werden, zeigen alle Interventionsstudien keinen oder gar negative Effekte, wenn man gesättigte Fette weglässt bzw. durch mehrfach ungesättigte Fette ersetzt.

Und diesen wissenschaftlichen Stand nehmen nun auch angesehene Journale wie das JACC im Jahr 2020 auf und empfehlen **keine** Einschränkung mehr beim Verzehr von unbehandeltem Fleisch wie auch gesättigtem Fett [vgl. [S172]).

Positive Beispiele Cholera und Rauchen

Trotzdem haben epidemiologische Studien ihre Berechtigung. Durch die erste epidemiologische Studie wurde z .B. 1854 von John Snow herausgefunden, dass öffentlich zugängige Wasserpumpen die Ursache für die Ansteckung mit Cholera in London sind. Die Pumpen wurden stillgelegt und die Cholerazahlen sanken. Der Verdacht aus der epidemiologischen Studie hatte sich bewahrheitet. **Die Intervention erbrachte den Beweis**.

Ein weiteres positives Beispiel ist das Thema Rauchen, denn hier wären die von der Industrie geforderten klinischen Studien ethisch nicht vertretbar. Über epidemiologische Studien erkannte man, dass das Risiko von Rauchern um den Faktor 30 bis 110 höher ist, an Lungenkrebs zu erkranken (vgl. [S116]), vor allem, wenn sie genetisch einen schlechten Entgiftungsmotor haben (vgl. [50]).

Negatives Beispiel Östrogen

Wie sehr einen die Ergebnisse einer epidemiologischen Studie aufs Glatteis führen können, zeigen die Studien bezüglich der Hormonersatztherapie. 1983 wurde die epidemiologische Studie zur Anwendung von Östrogen veröffentlicht, demnach die Personen, die Östrogen nahmen, mit dem Faktor 3 weniger starben (vgl. [S117]). Das klingt doch sensationell! Das Ergebnis wurde 1985 in einer weiteren epidemiologischen Studie von der Universität

Harvard sogar bestätigt (vgl. [S118]) und in der Follow-Up Studie erneut bestätigt ([S119]). Man war sich aufgrund des Faktors sogar so sicher, dass man in der Studie das Ergebnis schon so formuliert, als ob ein Beweis erbracht worden wäre. Das ist tatsächlich das Kernproblem dieses ganzen Forschungszweigs. Denn jetzt kommt die negative Überraschung:

In der 1998 veröffentlichen Studie an 2.763 Frauen fand sich kein Unterschied zwischen den zufällig aufgeteilten Gruppen, von der eine Gruppe die Hormonersatztherapie bekam und die andere nicht (vgl. [S120]).

In der 2002 veröffentlichen Studie an 16.608 Frauen im Alter zwischen 50 und 79 Jahren zeigte sich ebenfalls keine reduzierte Sterblichkeit. Im Gegenteil: Man stoppte die Studie nach 5 Jahren, da die Krebsrate von Brustkrebs in der Gruppe der Anwender der Hormonersatztherapie stark angestiegen war (vgl. [S121]).

„(Un)-Healthy user bias"

Was man bei epidemiologischen Studien zudem beachten muss ist der sogenannte „Healthy user bias", d. h. die Grundeinstellung der Personen, die man beobachtet hat: Und zwar die positive wie auch negative Grundeinstellung.

Nehmen wir das Beispiel einer epidemiologischen Studie, die eine Korrelation findet, dass der Konsum von Fleisch mit einer leicht erhöhten Sterblichkeit einhergeht, verglichen mit einer primär pflanzlichen Ernährung, die mit einer verminderten Sterblichkeit ermittelt wird. Ja, diese Auswertungen bzw. diese Korrelationen gibt es. Das bestreite ich nicht. Nur was spielt hier mit rein? Was sagen solche Korrelationen aus?

Solche Korrelationen können die prinzipielle Einstellung der Menschen zum Leben und zur Ernährung darstellen. Denn zunächst muss man feststellen, dass jede Ernährungsintervention einen Erfolg vorweisen kann, wenn man die Menschen weg vom industriellen Fertigessen – und vor allem vom Fast-Food - bekommt. Und sie ahnen es wahrscheinlich: Menschen, die sehr viel pflanzliche Nahrung essen, setzen sich häufiger mehr mit dem Thema Gesundheit auseinander. Auf vielen Ebenen. Daher rauchen diese Menschen auch weniger bis gar nicht, machen mehr Sport und trinken weniger Alkohol. Das nennt man Healthy user bias, also eine gesunde

Grundeinstellung. Da allein Rauchen das Risiko einer Krebserkrankung um den Faktor 110 (vgl. [S171]) erhöhen kann, ist es genau eine solche Einstellung der Gruppe, die man in der Korrelation beobachtet und nicht der vermeintliche Verzehr von Fleisch. Das ist ein weiterer großer Nachteil dieser Korrelationen, die man in einer epidemiologischen Auswertung (ich will es nicht länger Studie nennen) findet. Und genauso umgedreht. Menschen, denen die Ernährung nicht wichtig ist, die sehr viel Fertigessen zu sich nehmen, üben weniger Sport aus, trinken mehr Alkohol und rauchen im Verhältnis häufiger. Das ist dann der „Unhealthy user bias", die ungesunde Grundeinstellung, die man mit solchen „Studien" findet.

Daher müssen die Verdachtsmomente immer mit einer klinischen Studie, die ich im folgenden Unterkapitel beschreibe, bewiesen werden.

Σ

Ich hoffe, Sie verstehen nun, wie gefährlich es ist, die Aussagen einer epidemiologischen Studie als Beweis zu betrachten.

Klinische Studien

Klinische Studien sind der **Goldstandard** der medizinischen Beweisführung. Dabei werden Teilnehmer zufällig in zwei Gruppen aufgeteilt. Der einen Gruppe geben Sie eine Substanz (z. B. ein zu erprobendes Medikament oder eine spezielle Diät) und der anderen Gruppe geben Sie ein Placebo, sodass diese Gruppe nicht merkt, dass sie nichts bekommt. Nach einer angemessenen Zeit kontrollieren Sie das Resultat, z. B. über die Blutwerte oder andere objektiv feststellbaren Werte wie Körpergewicht.

Diese Art der Studie lässt, wenn der Aufbau stimmt, eine Aussage über **Ursache und Wirkung** zu. So kann man beweisen, dass z. B. eine ketogene Ernährung den Insulinspiegel im Blut binnen 90 Tagen halbiert (vgl. [S115]). Natürlich darf man bei der Durchführung einer solchen Studie nur einen Parameter ändern, wie in der Studie von Ron Rosedale die Ernährung. Sonst kann man wieder nicht beweisen, welche Maßnahme die Veränderung bewirkt hat.

Beispiel:

So hat z. B. Dean Ornish in seiner Studie eben nicht nur die Ernährung geändert, sondern auch weitere Parameter im Leben der Menschen. Er hat zusätzlich ein umfangreiches Stressmanagement implementiert und moderat Sport verordnet. Das ist total löblich, nur kann man nach der Studie nicht sagen, welcher der drei „Eingriffe“ nun der war, der den Erfolg gebracht hat. Oder ob alle drei in der Kombination erfolgen müssen?

Denn allein die absolut sinnvolle Aufnahme von moderatem Sport und ein gutes Stressmanagement senken den Cortisol- und somit den Insulinspiegel im Menschen. Das führt zu weniger Entzündungen im Körper und somit vollkommen unabhängig von der Ernährung bereits zu positiven Effekten.

Daher gilt: Einen Parameter ändern und beobachten. Nicht Dutzende.

Σ

Generell, wenn eine Studie benannt wird, dann schauen Sie sich diese Studie, wenn möglich, selbst an. D. h.:

- Um welchen Typ von Studie handelt es sich? Ist es eine epidemiologische Studie? Dann kann daraus kein Beweis geschlossen, sondern nur eine Vermutung formuliert werden. Sind die Autoren auch so vorgegangen?
- Gibt es überhaupt eine signifikant messbare Korrelation? Denn 1995 hatte man die Übereinkunft getroffen, dass man einen Verdacht erst bei einem Faktor drei oder höher äußert. Das bedeutet 300 Prozent oder mehr. Wohlgemerkt im Rahmen einer epidemiologischen Studie. Leider stellt man in den letzten 20 Jahren fest, dass diese Übereinkunft ignoriert wird und dass mit 11 Prozent (Faktor 1.11) schon so getan wird, als hätte man den Stein der Weisen gefunden. Sie sehen oben anhand meiner Ausführung zur Hormonersatztherapie, wie gefährlich das ist.
- Passt die Überschrift zum Testaufbau? Ein Beispiel zu Low Carb (LC). Am 20.6.2017 wird eine Studie veröffentlicht, zu der in einer deutschen Zeitung steht: „Rehabilitation der Kohlenhydrate“, LC bringe nix. Schaut man in die Studie, so sieht man, dass die in der „LC-Gruppe“ 44 % Kohlenhydrate servieren und das ernsthaft als LC deklarieren. Aber Moment mal, LC bedeutet ca. 10-30 % Kohlenhydrate am täglichen Energiebedarf, eben weniger als 150 g. Und die Möhre bitte mitzählen, auch wenn in der Möhre nur ca. 2 g Kohlenhydrate enthalten sind.
- Sind die daraus gezogenen Schlüsse logisch bzw. nachvollziehbar? Es gab in den letzten 50 Jahren Überschriften in Zeitschriften zu Cholesterin, die überhaupt nichts mit den Forschungsergebnissen zu tun hatten.
- Ein sehr häufiger Mangel (streng genommen ein Fehler) bei Studien, insbesondere zu Vitaminen, ist, dass die Probanden nur gefragt werden, was sie einnehmen. Das ist nicht ausreichend, denn man muss messen, auch wenn das wesentlich teurer ist. Aber nur so

kann man feststellen, ob die Probanden die Mittel auch wirklich genommen haben bzw. ob die Mittel aufgenommen wurden.

- Ist z. B. der eingesetzte Wirkstoff überhaupt nennenswert enthalten? Ein Doppelblindtest mit z. B. 10-100 mg Vitamin C täglich gegen eine Kontrollgruppe wird natürlich kein Ergebnis bringen. Die Dosierung ist (aus orthomolekularer Sicht bei einer Erkrankung) viel zu niedrig, um eine Wirkung zeigen zu können.
- Ein anderes Beispiel ist eine in Amerika durchgeführte Studie mit Selen. In Amerika gibt es keinen Selenmangel in den Böden, die Menschen haben dort ohne NEM einen hohen Selenspiegel von 130 mcg/l. Im Gegensatz zu Europa bzw. Deutschland, wo die Böden zu wenig Selen enthalten. Gibt man denen nun zusätzlich Selen in Form eines NEM, so kann man sich fragen: Was soll die Studie? Ja, das führt zu einer Selenintoxikation, während für Europa bzw. Deutschland eine andere Ausgangsbasis gilt.
- Wurde bei den Personen überhaupt gemessen? Oder wurde nur befragt und dann per Tabelle ausgerechnet? Wurde z. B. auf Basis eines Wochenprofils hochgerechnet, was diese Person im letzten Jahr gegessen hat? Sie merken sicher bereits, dass das sehr schwache Voraussetzungen sind für eine gute Studie. Leider ist diese schlechte Datenbasis die Grundlage vieler epidemiologischer Studien.
- Verdachtsmomente aus einer epidemiologischen Studie ohne Beweis zu übernehmen ist extrem gefährlich. Das zeigt das oben beschriebene Beispiel aus den Lehren der Hormonersatztherapie. Das zeigt leider auch die Realität im Jahr 2020, dass 88% der Amerikaner als metabolisch krank gelten und 43% der Amerikaner adipös sind. 1960 waren hingegen nur 12% der Amerikaner adipös.

Notizen

Notizen

“

Die Patient*innen mit künstlich per Medikament reduziertem Blutzucker fühlen sich „OK“, da sie nicht als Diabetiker Typ 2 gelten – bis sie den ersten Herzinfarkt bekommen.

— Joseph Kraft

Kapitel 3 Die Low Carb-Ernährung

Ausgangslage

In Deutschland sind 54 % der Menschen übergewichtig, 23 % davon adipös (vgl. [3]). Da erstaunt es auch nicht, dass im Jahr 2018 in Amerika nur noch 12% der Gesamtbevölkerung als metabolisch gesund galten (vgl. [S124])! **Und in der Gruppe der über 60-Jährigen sind es sogar nur 2%**, die noch als stoffwechselgesund gelten.

Insbesondere die letzten ca. 70 Jahre, nach dem 2. Weltkrieg, muss sich der europäische Mensch, oder besser die Verdauung des Menschen, damit abfinden, mit Kohlenhydraten bombardiert zu werden. Gleichzeitig gehört es im Jahr 2021 für viele von uns zum normalen Ausüben eines Berufes, sich praktisch nicht mehr zu bewegen und viel zu sitzen.

Daher ist es nur logisch und basierend auf vielen Studien bewiesen, dass unser Stoffwechsel nicht gesund und normal funktionieren kann, wenn er täglich pfundweise (über den Tag addiert) Zucker und einfache Kohlenhydrate (u. a. Weißmehl oder geschälter Reis) verdauen bzw. verarbeiten muss (vgl. [3], [4], [S125]).

Dieser hohe Konsum von Kohlenhydraten ist erst möglich geworden durch den modernen Ackerbau und durch Franz Achard, der 1812 das Raffinieren des Zuckers aus der Rübe erfunden hat.

Die Überlastung des Stoffwechsels mit dem daraus resultierenden Übergewicht ist vollkommen unnötig. Man muss sich nur **genetisch korrekt** ernähren, dann passiert das nicht!

Der Grund dafür steht sogar in ärztlichen Lehrbüchern: Durch die Aufnahme von Kohlenhydraten und der damit verbundenen Ausschüttung von Insulin stoppt der Körper die Fettverbrennung. So einfach (vgl. Florian Horn [5], Seite 133). Oder wie sagt es Ulrich Strunz so treffend: Wir haben, bildlich gesprochen, einen einfachen **Schalter**, den man über die Mahlzeit schalten kann:

- Essen wir kohlenhydratarm, also unter 150 g Kohlenhydraten und diese nur aus Obst und Wurzelgemüse, so verbrennt der Körper in den Kraftwerken Fett (vgl. [5], Seite 133).

- Essen wir Kohlenhydrate in großen (aber leider üblichen) Mengen (Softdrinks, Fruchtsaft, Pizza, Schoko, Eis, Nudeln, Reis, Brot, Kartoffeln usw.), stoppt die Fettverbrennung komplett (vgl. [5], Seite 133)!

Merke: Kohlenhydrate betätigen den Schalter!

Die heutige übliche Form der Nahrungsaufnahme:

- **ca. 60 % Kohlenhydrate**
- **ca. 10 % Eiweiß**
- **ca. 30 % Fett, meistens schädliches Transfett oder Omega-6-Fettsäuren aus Zuchtfleisch und für den Menschen schlechtes, sogenanntes Pflanzenöl (Mais, Sonnenblume, Raps, Weizen)**
- **unter 10 g Ballaststoffe**

Wir nehmen Kohlenhydrate häufig als leere Kohlenhydrate in Form von Zucker, Säften, Weizen bzw. Auszugsmehlen auf. Das ist eine krasse Veränderung, die der Mensch so schnell nicht adaptieren (annehmen, damit leben) kann.

Was ist Low Carb?

Low Carb kommt aus dem Englischen und bedeutet: Geringe Mengen an Kohlenhydraten, passend zu unseren Genen. Das bedeutet, dass Sie die tägliche Menge an Kohlenhydraten deutlich reduzieren auf unter 150 g pro Tag. In den Büchern u. a. von Ulrich Strunz, Mark Sisson, Ron Rosedale, Stephen Phinney, Jeff Volek, Loren Cordain und Robert Lustig (vgl. [2], [S126], [S127]) wird diese Ernährungsform beschrieben mit:

- **ca. 10-25 % Kohlenhydrate, vorwiegend aus Gemüse**
- **ca. 15-20 % Eiweiß** (vgl. [75])
- **ca. 55-70 % gesundes Fett aus Nüssen, Olivenöl, Avocados, Eiern, Schinken, Kokos**
- **ca. 20-50 g Ballaststoffe**

Ich ergänze:

- Kohlenhydrate in natürlicher bzw. komplexer Form als Gemüse und Obst
- keine Säfte
- kein Zucker
- kein Weizen oder sonstiges Getreide
- Milchprodukte nur wenn man sie gut verträgt. Dabei unbedingt auf Hautprobleme achten. Die können vom Getreide oder der Milch kommen
- Hülsenfrüchte (wie Linsen oder Bohnen) nur wenn man sie über Nacht eingeweicht und mit einem Dampfkochtopf zubereitet hat, da so die Phytinsäure abgebaut wird und die Lektine zerstört werden (vgl. [73], Seite 110)

Was soll man essen?

Folgende Punkte charakterisieren eine genetisch korrekte Ernährung:

- **Keinen Zucker**, in welcher Form auch immer, konsumieren. Nie mehr in nennenswerten Mengen über 20 g am Tag. Fruktose außerhalb der Frucht ist der Treiber für Diabetes (vgl. [S11]) und Fruktose führt zu gefährlichen Abbauprodukten wie **Methylglyoxal** (vgl. [S12]) und zur Fettleber ([vgl. [S11], [S169]).
- **Keine Bananen**, keine Süßigkeiten. Schokolade ist erlaubt ab 70 % Kakaoanteil, ein bis zwei Stück pro Tag wohlgemerkt, keine ganze Tafel. Ich lasse sie inzwischen ganz weg, da Schokolade mit Cadmium und Aluminium belastet ist.
- **Kein Brot, keine Nudeln** und sonstige Getreideprodukte essen, die **Gluten** enthalten (vgl. [S13]). Wenn Sie nie Probleme mit Gluten hatten und ein Leaky Gut ausgeschlossen ist, dann könnte man in geringen Mengen ein Roggensauerteigbrot aus biodynamischem Anbau in den Ernährungsplan einbauen.
- **Keine Milch** bzw. Milchprodukte konsumieren. Damit vermeiden Sie Casein. Das ist notwendig, wenn Sie den Verdacht haben, Milch nicht zu vertragen oder wenn Sie glutensensitiv sind. Selbst bei Verträglichkeit von Milch diese Produkte stark reduzieren, da man über die Milch auch Hormone aufnimmt (vgl. [S184]).
- **Keine Sojaprodukte** verzehren, da Soja massiv in den Hormonhaushalt eingreift, insbesondere bei Kleinkindern (vgl. [18], Seite 130). Zudem fördert Soja die Häufigkeit von Autoimmunerkrankungen (vgl. [18], Seite 132), da es am Ende des Tages ein Kunstprodukt der Industrie ist.
- **Kartoffeln** stark einschränken. Wenn, dann besser **Süßkartoffeln** essen (Süßkartoffeln enthalten keine Lektine). Wer auf Gluten reagiert, kann auch auf die Proteine im Reis und Hafer reagieren (vgl. [19], Seite 17). Ich verdaue Reis z. B. sehr schlecht, Süßkartoffel hingegen ausgezeichnet. Also liegt es (selbstverständlich) nicht an den Kohlenhydraten, sondern am Protein aus der Glutenfamilie im Reis.

- **Linsen** sind einerseits gut, da sie viel Eiweiß liefern. Auf der anderen Seite enthalten sie **Phytinsäure** (vgl. [21], Seite 293 bzw. [19], Seite 195), was die Aufnahme von Mineralien hemmt, da sich Phytinsäure mit den Mineralien verbindet. Außerdem enthalten Linsen das Schutzprotein **Lektin**, welches ebenfalls Darmprobleme verursachen kann (vgl. [63]). Daher auf die Zubereitung achten!
- Die **obere Grenze** am täglichen Gesamtenergiebedarf bezüglich Kohlenhydraten (Carbs) sollte bei ca. **150 g** (maximal 30 % des Gesamtenergiebedarfs, so wie der Steinzeitmensch) in Form von Glukose (Stärke) liegen. Und das ist gar nicht so viel, wenn man alles einrechnet, also auch Obst und Gemüse.
- Die Grenze von **50 bis 150 g** ist jedoch individuell. Sie müssen ausprobieren, womit Sie sich wohl fühlen im Intervall von **50 bis 150 g**. Es ist auch abhängig davon, welches Ziel Sie vor Augen haben und wie viel **Sport** Sie ausüben.
- Will man **konstant abnehmen**, so **reduziert** man die Kohlenhydrate am besten auf **50 bis 100 g**. Hat man sein Zielgewicht erreicht, so kann man frei zwischen 50 g bis 150 g variieren.
- Sofern man gesund ist und sein Idealgewicht erreicht hat, darf und sollte man **auch** immer **mal** einen Tag dabei haben, an dem man **über 150 g** liegt. Es darf nur nicht die Regel werden, da sich sonst alle Nachteile der kohlenhydratreichen Ernährung wieder einstellen. Die Kohlenhydrate sollten jedoch aus einer gesunden Quelle, also Gemüse, Salat, Süßkartoffeln und in kleinen Mengen Obst kommen. Der Hintergrund, dass man ab und zu über 150 g Kohlehydrate zu sich nehmen sollte, liegt darin begründet, den **Stoffwechsel flexibel** bezüglich der Energielieferanten zu halten, ihn nicht von Glukose zu entwöhnen (was bei jahrelang stur Keto passieren kann). Insbesondere an Tagen, an denen man Sport macht, saugt der Körper die Kohlenhydrate auf, ohne dass der Blutzuckerspiegel großartig steigt. Man sollte dann aber auch immer mal einen Tag dabei haben, an dem man nur 50 g Kohlenhydrate isst, eben mit dem Ziel: den Körper vom Stoffwechsel flexibel halten.

- Reduzieren Sie Obst und nehmen Sie mehr Gemüse zu sich. **Gemüse ist das bessere Obst**.

- Bereiten Sie Ihre **Mahlzeiten** selbst **frisch** zu. Das bedeutet einen Verzicht auf Fertigprodukte. Fertigprodukte tragen nicht zur gesunden Ernährung bei und sind oft randvoll mit Haltbarkeitsstoffen. Die möchte man nicht im Körper haben, insbesondere nicht, wenn man nicht mehr kerngesund ist. In Fertigprodukten fehlen oftmals die wichtigen Vital- und Ballaststoffe (vgl. [3]). Robert Lustig bezeichnet Fast Food als „ballaststofffreies Essen“ (fiberless food).

- Zudem zeigt die Studie [S14] in Abbildung 1 eindrucksvoll, wie sich exakt das gleiche Essen auf das Körpergewicht auswirkt, einmal verabreicht in natürlicher Form und einmal vorweg pulverisiert. In der pulverisierten Form war es vollkommen egal geworden, ob es sich um eine Diät mit vielen oder wenigen Kohlenhydraten handelt. Bei der Pulverform wurden plötzlich alle Ratten fett. Daher der Rat: **Essen frisch und ohne Zusätze selbst zubereiten**. In der natürlichen Form der Nahrung, nicht denaturiert. Das ist die halbe Miete.

- Man muss auf eine gute Versorgung mit **Salz** achten. Nach einer Studie an über 100.000 Teilnehmern liegt das Optimum zwischen **10-15 g Salz am Tag** (vgl. [S15]). Ja, Sie lesen richtig, 10-15 g Salz am Tag und bei genetisch korrekter Kost bzw. Ketose liegt der Bedarf sogar noch ca. 2 g höher. Verwenden sollte man Salz aus ausgetrockneten Meeren (Ursalz), solange es dieses Salz noch gibt. Meersalz ist heutzutage belastet mit Plastik, Giften und Schwermetallen.

Was bleibt noch übrig? Was sollte man noch essen?

- Man sollte (Bio-)**Wurzelgemüse** essen so oft und so viel man möchte.

- Man darf täglich **Bio-Fleisch** und heimischen **Bio-Fisch** essen, am besten in Kombination mit Gemüse.

- Man darf Obst in kleinen Mengen essen, sofern man Fruktose gut verdaut. **Saisonal heimisches Obst** aus biologischem, besser aus biodynamischem Anbau.

- Alle Nahrungsmittel sollten in **Europa angebaut** worden sein.
- Man darf - auf mehrere Portionen verteilt - eine gute Handvoll **Nüsse** am Tag essen, jedoch nur so viele, wie man verträgt, d. h. gut verdaut. Die Verdauung wird über die Zeit, in der der Körper sich erholt und dann hoffentlich heilt, besser. Zudem sollte man die Phytinsäure beachten, welche die Aufnahme von Mineralien und Spurenelementen hemmt und die in Nüssen und Samen vorkommt (vgl. [21], Seite 293). Über das ganze Jahr gesehen, profitiert man von **Mandeln und Macadamianüssen**, da diese einen sehr geringen Anteil an mehrfach ungesättigten Fetten haben und somit nicht so schnell ranzig werden. Genau aus diesem Grund sollte man Walnüsse nur frisch selbst aufbrechen, denn Walnüsse besitzen ca. 47 % mehrfach ungesättigte Fettsäuren.
- Man sollte die Nahrung mit einigen **Nahrungsergänzungsmitteln (NEM)** ergänzen, da unsere Nahrung in Deutschland schon seit Jahrzehnten an Mineralien und Spurenelementen verarmt (vgl. [15]). So stellt man eine ausreichende Versorgung mit Vitaminen und Spurenelementen sicher (siehe Anhang).
- Den **Eiweißanteil** am täglichen Mix auf die benötigten ca. 1,0 g bis 1,5 g pro Kilogramm Körpergewicht erhöhen, z. B. durch Eier, Bacon, Hähnchenbrust, Steak oder qualitativ gute Bio Whey-Eiweißshakes. Eine Anmerkung zu der These, Eiweiß schädige die Nieren, dem seien die Studien [S22] und [S23] ans Herz gelegt, in denen gezeigt wird, dass sich nach 6 Monaten die Nierenleistung **verbessert** bei entsprechend erhöhter Aufnahme von Eiweiß im täglichen Essen. Es gibt keine Studie, die zeigt, dass die Nieren durch eine adäquate Menge an Eiweiß geschädigt werden. Was richtig ist, und hieraus entstand dieser Mythos: **Nierenkranke**, die bereits eine regelmäßige Dialyse erfahren, müssen den Konsum von Eiweiß einschränken.
- Auf den **natürlichen** biologischen **Rhythmus** achten. Dazu ein Zitat vom Darmspezialisten J. Reckel „Iss morgens wie ein Kaiser, mittags wie ein König und abends wie ein Bettelmann.“ (vgl. [24], Seite 111).

- Eine ganz banale Sache: Auf **gutes Kauen** achten. Das ist enorm wichtig. Hier gilt das Sprichwort „Gut gekaut ist halb verdaut.“ Wenn Sie das Thema interessiert, suchen Sie einfach mal online zum Thema „Fletschern“.
- Nehmen Sie nur eine kleine Portion süßer Früchte pro Tag zu sich, da der Dünndarm **nicht mehr als 30 g Fruktose** (Fruchtzucker) am Tag verdauen bzw. aufnehmen kann. Diese Menge kann der Dünndarm täglich in Glukose umwandeln, sodass sie nicht in der Leber abgearbeitet werden muss (vgl. [S28]).
- Wenn man mal Lust auf etwas Süßes hat, dann sollte man Honig nehmen. **Honig** lässt den Blutzuckerspiegel wesentlich geringer ansteigen als Glukose (vgl. [S29]) und zudem wandelt der Dünndarm kleine Mengen Fruktose in Glukose um (vgl. [S28]). Lesen Sie bei Heißhunger auf Süßes auch Seite 132.
- **Eiweiß am Morgen** und zum Mittag hin essen, da Eiweiß zu einer Erhöhung der Körpertemperatur führt. Das kann man am Abend nicht gebrauchen, wenn der Körper gern die Temperatur für die Nachtruhe absenken möchte (vgl. [29], [23], Seite 83).
- Essen Sie **tierisches Fett** aus Bacon (übrigens bis zu 95 % einfach ungesättigt), Fleisch und Eiern als Hauptquelle für das Fett (vgl. [S172]). Ihre Cholesterinwerte, insbesondere HDL, danken es Ihnen. Nur so bekommen Sie einen guten HDL-Wert von über 60 mg/dl.
- Nehmen Sie **maximal einen Teelöffel** mehrfach ungesättigter Fette zu sich und hier auch nur aus Leinöl. Werfen Sie alle anderen sogenannten **Pflanzenöle** (das sind Öle aus Samen oder Bohnen und nicht Pflanzen und dazu gehören Sonnenblumen-, Maiskeim-, Raps- oder Sojaöl) in den Müll. Sie sind chemisch hergestellt, sollten eigentlich Industrieöle heißen und enthalten zu viele Omega-6-Fettsäuren. Sie erhöhen das Risiko von Herzinfarkt und Krebs (vgl. [S165, S166 und S167], [S30], [22], Seite 83, 279 und [4]). Außerdem bildet sich bei diesen Ölen beim Erhitzen u. a. **Formaldehyd**. Dieser Stoff ist krebserregend.
- Benutzen Sie zum Kochen und Backen **Olivenöl**, Kokosöl,

Avocadoöl, Butter, Schweine- oder Rinderfett. Das sind für den Menschen **gesunde Fette** und Öle.

- Achten Sie darauf, möglichst keine Gifte oder **Schwermetalle** über die Nahrung aufzunehmen. Kaufen Sie biologische, oder besser **biodynamische**, Produkte.
- Installieren Sie einen **Wasserfilter** zu Hause, um Schwermetalle aus dem Trinkwasser zu entfernen. Es gibt verschiedene interessante Lösungen, so auch Untertischfilter, die man nicht sieht.
- Achten Sie auf einen guten und regelmäßigen **Schlaf** und auf **Entspannung**. Wenn man es hier ganz genau wissen will, legt man sich einen Oura-Ring zu. Der ist in der Lage, die Qualität des Schlafs und den Grad der Entspannung mittels Sensoren zu messen.
- **Bewegen** Sie sich mindestens **dreimal in der Woche für mindestens 30 Minuten**. Leichtes, lockeres Laufen oder ein schneller Gang. Damit folgen Sie der Empfehlung der WHO.

Die Umstellung der Ernährung hat den praktischen Nebeneffekt, dass man kein Gluten mehr zu sich nimmt, ein schlummerndes Problem vieler Menschen (vgl. [15], Typ-3-Allergien, Blähungen, Leaky Gut und Candida), worauf ich hier im Buch nicht näher eingehe.

Zudem ist es wichtig, hauptsächlich auf die Produkte zurückzugreifen, die man auch vor 20.000 Jahren zu der jeweiligen Jahreszeit gefunden hat. Das ist der Hintergrund der Paläo-Bewegung, um:

- keine **Konservierungsstoffe** aufzunehmen
- möglichst viele natürliche **Vitamine** zu sich zu nehmen
- möglichst viele **Spurenelemente** zu sich zu nehmen und
- eine gute Versorgung an **bioverfügbarem Eiweiß** zu bekommen
- **Zucker** komplett zu meiden
- durch **Fermentation** natürlich zu konservieren, wie Oma

Doch welche Vorteile bringt diese Umstellung?

“

Einige Patient*innen kommen zu mir und sagen: Ich möchte nichts über Wissenschaft wissen, ich möchte einfach einen Essensplan. Aber das ist es nicht, was hinter Low Carb steht. Sie müssen die Implikationen verstehen.

— Brian Lanzkes

Kapitel 4 Vorteile der Low Carb-Ernährung

- Man bekommt einen **stabilen Insulin- und Blutzuckerspiegel** und vermeidet Heißhungerattacken durch fallende Blutzuckerspiegel.
- Die Hormone **Insulin** und **Leptin** normalisieren sich (vgl. [S115]).
- Durch eine rund um die Uhr laufende **Fettverbrennung** kann man sehr konstant abnehmen.
- **Stimmungsschwankungen** verabschieden sich.
- Beim **Sport** wird man interessanterweise wesentlich **ausdauernder** durch die wieder gut funktionierende Fettverbrennung. Das dauert allerdings einige Wochen, weil der Körper sich umstellen muss. Er verdoppelt u. a. seine Anzahl an **Mitochondrien**.
- Der Körper ist besser in der Lage, **HGH** (Human Growth Hormon) herzustellen, ein immens wichtiges Reparatur-Hormon (vgl. [26], Seite 107). Bei zu hohem Blutzuckerspiegel ist die Produktion von HGH verhindert (vgl. [11], Seite 195).
- Das Herz und das Gehirn arbeiten 25 % **leistungsfähiger** mit **Ketonkörpern** (vgl. [17], Seite 203). Ketonkörper werden noch ausführlich erklärt. Es sind Energiemoleküle, die der Körper bei niedrigem Glukosespiegel im Blut in der Leber herstellt.
- **Allergien** bzw. allergische Reaktionen reduzieren sich oder verschwinden (Typ-1, z. B. Heuschnupfen).
- **Unverträglichkeiten** verschwinden (Typ-3, z. B. Laktoseintoleranzen).
- Das Gehirn **schrumpft** signifikant **weniger**, sofern der Blutzuckerspiegel nicht mehr ständig über 140 mg/dl geht, d. h., wir verblöden nicht weiter unter den Kohlenhydraten (vgl. [53], Seite 20, vgl. [17], Seite 41).
- Die „Verfeuerung“ (**Beta-Oxidation**) der Fettsäuren wird nicht mehr durch einen zu hohen Glukosewert im Blut gestoppt (vgl. [5], Seite 133). Im Gegenteil: Bei einem niedrigen Glukosewert im Blut werden vermehrt Fettsäuren zur Energieherstellung genutzt.

- Der Darm wird nicht mehr durch Casein und Gluten gereizt. Die erhöhte **Durchlässigkeit** normalisiert sich. Das ist messbar durch den Wert Zonulin (vgl. [15], Kapitel Leaky Gut).
- Durch die Aufnahme von Eiweiß bei einer genetisch korrekten Ernährung steigt der **Insulinspiegel** laut Ben Bikman nicht messbar an, im Gegensatz zum starken Anstieg von Insulin im Rahmen eines „normalen" Essens mit 60 % Kohlenhydraten (vgl. [S31]).
- Der Körper erlernt erneut (wir konnten das einmal als Kleinkind), **Ketonkörper** zu verwerten. Das passiert auch bei dem Verzehr von 50-150 g Kohlenhydraten und nicht nur bei unter 30 g Kohlenhydraten.
- Es entsteht **weniger oxidativer Stress** bei der Verstoffwechselung von Fetten und vor allem Beta-Hydroxybutyrat (vgl. [S32]).
- Die Signalwege mTor und IGF werden durch die stark reduzierte Aufnahme von Kohlenhydraten und die korrekte Menge von Eiweiß nicht ständig getriggert. Der mTor-Signalweg steht im Verdacht, eine wichtige Rolle beim Thema Krebs zu spielen (vgl. [23]).
- Die Blutfettwerte **HDL**, LDL und Triglyceride bessern sich (vgl. [S33], [S34], [S36], [S37]). Möglich ist, dass sich HDL verdoppelt, hingegen Triglyceride sich dritteln (vgl. auch [33], Seite 106). Das deckt sich auch mit der eigenen Erfahrung.
- Die Werte, die **Entzündungen** kennzeichnen, gehen bei einer LCHF-Ernährung (Low Carb Healthy Fat) stark zurück (vgl. [S34], [S37]).
- Durch die korrekte Menge von Eiweiß gegenüber der normalen Ernährung erfolgt ein besserer **Muskelaufbau** (vgl. [S38]) und man bekommt ein schlagfertiges Immunsystem.
- Laut der Studie [S36] aus dem Jahr 2018 kann sich ein **Diabetes Typ-2** mit einer Erfolgsquote von 60 % **umkehren**. D. h. Sie wären folglich kein Diabetiker Typ-2 mehr (vgl. [S36]).
- Die **Fettverbrennung** in den Zellen wird aufgrund der vermehrten Bildung von Mitochondrien deutlich besser. Es zeigt sich, dass

nicht nur hier die bisherigen Annahmen aus der Biochemie gründlich überarbeitet werden müssen. Der Mensch ist in der Lage, nahezu das doppelte an Fett in der Minute zu verbrennen, als man bislang angenommen hat. So ging man bislang davon aus, dass der Mensch 60 g Fett in der Stunde verbrennen kann. Phinney zeigte bereits 1983, dass man das in nur wenigen Wochen auf 112 g pro Stunde durch Ketolysefähigkeit steigern kann, also das Volumnen sich nahezu verdoppeln lässt (vgl. [32], Seite 23 bzw. [S39]). Es liegt auf der Hand, dass das im Profisport einen enormen Vorteil bringt bei Sportarten, die auf Ausdauer angewiesen sind, wie z. B. Halbmarathon oder Marathon. Aber auch Fußballmannschaften experimentierten im Jahr 2019 mit dieser Art der Ernährungsumstellung (Juventus Turin).

Sie dürfen Fett und vor allem Fleisch (aus artgerechter Haltung) essen. Die Menge ist nicht limitiert. Dies wird wohl der Geldbeutel automatisch reduzieren, denn es darf nur gutes Bio-Fleisch bzw. Fleisch von freilebenden und am besten mit Gras gefütterten Tieren sein. Und man sollte die vorgegebene Menge an Eiweiß beachten. Zudem macht so ein Stück Fleisch richtig satt.

Wenn man „genetisch korrekt" isst, wird man automatisch **viel schneller und lang anhaltend satt**. Warum ist das so? Da spielen die Themen Insulin und Blutzucker eine Rolle: Durch diese Ernährungsweise steigen der Blutzucker und in Folge Insulin bei weitem nicht so stark an und fallen im Anschluss nicht so stark ab. Durch den fallenden Glukosespiegel bei kohlenhydratreicher Ernährung meldet das Gehirn: Hunger!

Aber zunächst eine grobe Darstellung, was passiert, wenn wir Kohlenhydrate in Form von Glukose (Zucker ist zur Hälfte Glukose) zu uns nehmen, die dann als sogenannter Blutzucker in den Blutkreislauf kommt:

- Bei Aufnahme von Glukose steigt der Blutzuckerspiegel. Die Bauchspeicheldrüse produziert als Reaktion darauf Insulin.
- Das Insulin öffnet die Körperzellen für den Blutzucker (Glukose). Dieser wird von den Zellen aufgenommen und der Blutzuckerspiegel fällt. Hier gilt: Je mehr Muskeln man hat, desto besser kann man (auch höhere Mengen) Blutzucker aufnehmen.

- Fett wird bei hohem Glukosewert im Blut und somit erhöhtem Insulinspiegel nicht mehr als Energielieferant benutzt und in Zellen weggesperrt (vgl. [5], Seite 133).
- Kommt zu oft zu viel Insulin bei den Körperzellen an, insbesondere wenn die Zellen bereits voll mit Glukose oder Fett sind, „stumpfen“ diese ab. Es bildet sich eine sogenannte Insulinresistenz. Man spricht von einem Gewöhnungseffekt.
- Dadurch muss die Bauchspeicheldrüse härter arbeiten und mehr Insulin bereitstellen, um die gleiche Menge Glukose in die Muskeln und die gleiche Menge Fett in die Fettzellen einzubringen. Diese wird nun wesentlich mehr gefordert, was über Nüchterninsulin messbar ist.
- Das Zuviel an Glukose wird in Fett (Triglyceride) umgewandelt (vgl. [5], Seite 141-146).
- Gefährlich wird die Situation vor allem dann, wenn die Fettzellen kein Fett mehr aufnehmen. Die Bauchspeicheldrüse schüttet nun sehr viel Insulin aus. So unterbindet Insulin jegliche Fettverbrennung, ein Teufelskreis: **Die hohen Mengen an Insulin verstärken die Insulinresistenz und diese führt zu höheren Insulinwerten.**
- In diesem Stadium führt der Randle-Zyklus dazu, dass die Zelle verfettet. Denn die Zelle führt weiter Fettsäuren in die Zelle, was zusätzlich die Wirkung von Insulin reduziert. Das macht aus Sicht der Evolution durchaus Sinn, da wir nie diese Mengen an Kohlenhydraten ausgesetzt waren (vgl. [49]). Das führt jedoch dazu, dass die Mitochondrien absterben, da Insulin nicht mehr wirkt (vgl. [S175]).
- In einem späteren Stadium fällt der Insulinspiegel wieder ab, da die Bauchspeicheldrüse erschöpft ist bzw. Betazellen absterben. Der Glukosespiegel steigt nun in gefährliche Höhen.
- Wenn die Bauchspeicheldrüse erschöpft ist, spricht man vom Diabetes Typ-2. Der Blutzuckerspiegel ist dann dauerhaft zu hoch.
- Hohes Insulin erhöht das Krebsrisiko (vgl. [23]).

Vorteile der Low Carb-Ernährung

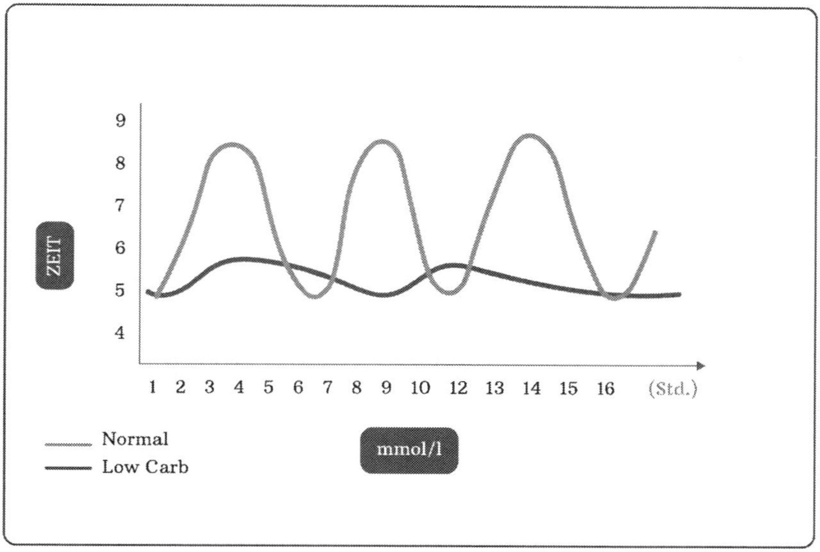

Bei genetisch korrekter Kost dagegen kommt es nicht zu diesen Glukosespitzen im Blut und somit auch nicht zur erhöhten Ausschüttung von Insulin. So hält das Sättigungsgefühl viel länger an, da die Bauchspeicheldrüse nicht so viel Insulin induzieren muss und der Blutzuckerspiegel so, zeitversetzt nach dem Essen, nicht stark fällt. Denn das verursacht Hunger, ausgelöst durch hormonelle Reaktionen!

Die Kurve des Insulinspiegels wie auch die des Blutzuckerspiegels verläuft bei einer genetisch korrekten Ernährung wesentlich flacher und ohne die stark abfallenden Flanken (das ist der untere Verlauf in der Grafik).

Beispiel:

Meine Frau und ich essen seit Jahren zum Frühstück eine große Portion Bacon mit 4 Eiern und roten Bohnen, Avocado und hin und wieder auch mit einem Stück Roggensauerteigbrot. Die Sättigung hält bei diesem Frühstück sehr gut an. Wir haben bis zu 6 Stunden kein Hungergefühl.

Studien vergleichen Low Carb gegen Low Fat

Wie macht sich der gesund niedrige Blutzucker- und Insulinspiegel im Vergleich zur Ernährung mit vielen Kohlenhydraten noch bemerkbar?

Auf der englischen Webseite „Smash the Fats“ hat sich der Autor die Arbeit gemacht, den aktuellen Stand der Studienergebnisse darzustellen. Er listet 25 Interventionsstudien auf, die auf Basis von zufällig verteilten Teilnehmern durchgeführt wurden. Also der Goldstandard.

Davon kommen 23 der 25 Studien zu dem Ergebnis, dass die Low Carb-Ernährung signifikant besser das Gewicht reduziert als die Low Fat-Ernährung (vgl. [S130], [S131], [S132], [S133], [S134], [S135], [S136], [S137], [S138], [S139], [S140], [S141], [S142], [S142], [S143], [S144], [S145], [S146], [S147], [S148], [S149], [S150]. Lediglich bei zwei Studien lagen die beiden Ernährungsweisen gleich auf. Doch Michael Eades erklärt in einem Vortrag, wie es zu diesem Ergebnis gekommen ist: Man hat in diesen beiden Studien keine insulinresistenten Teilnehmer zugelassen, sondern nur gesunde, weil insulinsensitive Menschen. Das sind die Personen, denen in aller Regel keine Diät vorgegeben wird bzw. die sich ohnehin bewusst ernähren. Von daher kann sich nun jeder selbst denken, was von diesem Design der beiden Studien zu halten ist. Zudem werden in einigen Studien die Kalorien im Rahmen der Low Fat-Ernährung reduziert, hingegen den Personen in der Low Carb-Ernährung keine Kalorien-Restriktionen auferlegt wurden (vgl. [S151]). Michael Eades begründet diese Vorgehensweise in den Studien damit, dass man eigentlich aufzeigen wollte, dass die Low Carb-Ernährung nicht funktioniert. Sie sehen, hier wird mit harten Bandagen und auch nicht immer fair gekämpft. Es geht um viel Geld!

Fassen wir kurz zusammen: Die Low Carb-Ernährung ist der Low Fat-Ernährung haushoch überlegen, wenn es darum geht, sein **Gewicht** zu reduzieren. Zudem bessern sich der **Insulinspiegel** wie auch die **Triglyceride** bei der Low Carb-Ernährung signifikant besser. Das ist bereits logisch, wenn man sich meine Einleitung nochmals verinnerlicht und das wird nun in den folgenden Kapiteln biochemisch begründet und bewiesen.

Glukosebedarf vor der Umstellung

Der Mensch benötigt individuell verschieden ca. 70-200 g Glukose am Tag, die der Körper notfalls selbst herstellen muss (und kann, daher gibt es „uns“ noch. Die Leber kann bis zu 200 g Glukose am Tag (hauptsächlich aus Eiweiß bzw. der Aminosäure Alanin) herstellen, vgl. [5]). Ich möchte anmerken, dass das wirklich nur ein Notablauf ist, denn der Körper braucht 180 g Alanin, um 100 g Glukose herzustellen. Dafür baut er 900 g Muskelmasse ab (vgl. [33], Seite 33). Das ist der Grund, warum Fasten ohne Ketolysefähigkeit so gefährlich ist!

Glukosebedarf nach der Umstellung

Hier muss man anmerken, dass der menschliche Körper diese Menge an Glukose nur dann benötigt, solange er keine Ketonkörper verstoffwechseln kann. Sobald man wieder Ketonkörper verstoffwechselt, worauf ich im folgenden Unterkapitel eingehe, und sobald die Muskeln wieder Fett direkt verstoffwechseln, liegt die täglich benötigte Menge an Kohlenhydraten unter 100 g am Tag. Das liegt daran, dass z. B. der Bedarf des Gehirns sich von 120 g auf 40 g reduziert, sobald das Gehirn wieder Ketonkörper verstoffwechselt (vgl. [5], Seite 146).

Daher ist die individuelle Menge für die benötigten Kohlenhydrate verschieden, da die Dimension Muskeln auch eine wichtige Rolle spielt. Menschen mit mehr Muskeln dürfen ruhig etwas mehr Kohlenhydrate aufnehmen, da die Muskeln sehr gut Kohlenhydrate aus dem Blut aufnehmen. Mit mehr Muskelmasse muss man sich nicht an die untere Grenze von 50 g halten. Hier kann man problemlos 100 g bis 150 g Kohlenhydrate am Tag essen und kommt trotzdem in den Genuss all der Vorteile der genetisch korrekten Ernährung. Das gleiche gilt für Menschen, die ihre Muskeln intensiv benutzen. Wer täglich oder alle zwei Tage fünf bis fünfzehn Kilometer joggt, kann auch mehr Kohlehydrate essen im Vergleich zu jemandem, der das nicht macht. Daher macht es am Ende eben auch nur Sinn, hier einen Bereich anzugeben, nämlich eben jene 50 g bis 150 g Kohlenhydrate am Tag. Und einen kleinen Teil davon stellt die Leber selbst her. Nach erfolgreicher Umstellung des Körpers auf eine genetisch korrekte Ernährung kann die Leber aus verschiedenen Quellen Glukose herstellen, u. a. aus Glycerin oder Ketonkörpern (vgl. [33], Seite 52). Wir hätten ganz sicher auch keine drei Millionen Jahre überlebt, wenn wir ständig unsere Muskeln abbauen würden, um Glukose herzustellen.

Die Leber kann am Tag ca. 150 g Ketonkörper herstellen, um den Bedarf der Organe im menschlichen Körper, die Ketonkörper verstoffwechseln können, voll abzudecken. Diese Ketonkörper stellt sie aus Fett her. Die Ketonkörper ersetzen in diesem Fall die vorher verwendete Glukose.

Doch zunächst noch einmal ein Schritt zurück: Was genau ist Ketose?

Was bedeutet Ketose

Ketose ist ein Zustand im menschlichen Körper, bei dem primär Energie aus sogenannten Ketonkörpern gewonnen wird. Zum erstmaligen Erreichen der Ketose reduziert man die Aufnahme von Kohlenhydraten eine Zeit lang auf unter 50 g pro Tag. Das ist aus meiner Sicht (die im Folgenden auch begründet wird) nur temporär sinnvoll.

Für diesen eingeschränkten Kreis ist es jedoch sehr sinnvoll:

- Für Menschen, die gern **abnehmen** möchten, geht das so sehr einfach, natürlich und mit großen Vorteilen bezüglich Fettstoffwechsel und Entzündungen (vgl. [S40]).
- Menschen, die bereits insulinresistent bzw. **Diabetiker** geworden sind (vgl. [S41]).
- Menschen mit **Krebs**.
- **Profisportler**, die im **Ausdauersport** besser werden wollen (vgl. [S42]), indem Sie keine Probleme mehr haben, genug Energie für einen Marathon oder gar den Ultraman bereitzustellen. Sie tragen die Energie mit sich, man muss sie nur zu nutzen wissen.
- Menschen mit einer **Autoimmunerkrankung**, da Ketose nachweislich entzündungshemmend wirkt (vgl. [S43], [S41]).
- Menschen, die an **Epilepsie** leiden (vgl. [33]).

Im Zustand der Ketose bildet die Leber sogenannte Ketonkörper, die u. a. vom Herz, den Nieren oder vom Gehirn verbraucht werden können, sozusagen als „Glukoseersatz“ (vgl. [5], Seite 147). Genau hier gibt es eine sehr interessante Untersuchung, dass besagte Organe 25 % leistungsfähiger sind, wenn sie mit Ketonen versorgt werden (vgl. [17], Seite 203).

Wenn man seine Ernährung auf Low Carb bzw. Keto mit weniger als 50 g Kohlenhydrate umstellt, so befindet man sich binnen weniger Tage bzw. Wochen in der sogenannten leichten Ketose, wobei man anmerken muss, dass z. B. ein zu hoher Cortisolspiegel die Umstellung auch verhindern kann. Durch Stress wird Cortisol ausgeschüttet. Dieses führt zum Muskelabbau und zur Glukoneogenese (die Leber wandelt Aminosäuren in Blutzucker um). Das wiederum erhöht den Blutzuckerspiegel. Auch ein schlechter Schlaf kann hier verhindern, dass der Körper sich umstellt (vgl. [68]).

An dieser Stelle möchte ich den Tipp geben, dass man gerade zum Start sehr gut auf eine korrekte Versorgung mit Eiweiß achten sollte, da der Körper kurzfristig in den ersten Tagen noch reichlich Glukoneogenese betreibt. Daher ist es am Anfang sehr wichtig, Eiweiß in der Höhe von 1 g auf 1 kg Körpergewicht zu konsumieren.

Man muss jedoch auch erwähnen, dass ein häufiger Fehler zum Erreichen der Ketose darin liegt, **zu viel Eiweiß** zu sich zu nehmen, nämlich 2-4 g Eiweiß pro kg Körpergewicht. Dann denkt man zwar, man sei in Ketose, ist es aber nicht, da der Körper sehr stark Eiweiß per Glukoneogenese zu Glukose umbaut, wenn solch hohe Mengen verzehrt werden. Hier hilft es, Ketonkörper im Blut zu messen.

Sie sehen, aller Anfang ist schwer. Ich persönlich halte es für sinnvoll, das Ziel Ketolysefähigkeit langsam wiederherzustellen. Man sollte sich ca. 8-10 Wochen vornehmen, in denen man die Kohlenhydrate immer weiter reduziert, bis man in der letzten Woche bei 50 g Kohlenhydraten aus Gemüse angekommen ist. Danach hängt es sehr von den eigenen Zielen ab, was man in den kommenden Monaten erreichen möchte.

Will man lediglich konstant abnehmen, so schafft man das auch gut mit 100 g Kohlenhydraten am Tag. Mark Sisson (vgl. [47], Seite 174) beschreibt dieses Intervall von 50-150 g als den Bereich, innerhalb dem jeder Mensch individuell feststellen muss, wo er sich am wohlsten fühlt. Für mich persönlich haben sich 80 g Kohlehydrate am Tag bewährt und ich befinde mich seit Jahren in leichter Ketose (Werte zwischen 0.3 und 1.5 mmol BHB).

Wichtig zu wissen ist, dass Ketose uns „durch den Winter" bringt, nur auf der Basis von Fett. Es ist ein Notprogramm. Nur sollte man das Notfallprogramm nicht mit dem Dauerprogramm verwechseln, es sei denn, man gehört zur Gruppe der Diabetiker, hat die Diagnose Krebs oder leidet an Epilepsie. Dann ist es absolut das richtige Mittel.

Ketoazidose

Noch kurz zum Thema Vergiftung mittels Ketonkörper: Eine „Vergiftung“ durch Ketonkörper kann nur bei Menschen mit Diabetes Typ-1 auftreten, da der gesunde Mensch ab einer gewissen Höhe (über 5.0 mmol) von Ketonkörpern Insulin herstellt, um die weitere Bildung von Ketonkörpern zu stoppen. Gesunde Menschen müssen sich somit überhaupt keine Sorgen machen über das Thema Ketoazidose, also die Selbstvergiftung durch Ketonkörper.

Vorteile eines flexiblen Stoffwechsels

Man spricht in diesem Zusammenhang auch von der sogenannten Ketolysefähigkeit. Es bedeutet, dass Sie wieder in der Lage sind, Ketonkörper zu verstoffwechseln. Das ist ein großer Zugewinn an Lebensqualität und bedeutet eben nicht, dass Sie dauerhaft weniger als 50 g Kohlenhydrate essen müssen. Das mache ich auch nicht. Aber ich habe dauerhaft Ketonkörper im Blut, gemessen per Ketonkörpermessgerät. Mein Level liegt zwischen 0,3 und 1,5 mmol/l. Doch warum ist das erstrebenswert?

Wenn Sie es schaffen, die Ketolysefähigkeit des Körpers wieder herzustellen, ist Ihr Gehirn in der Lage, den großen Energiespeicher **„Körperfett“** (10-20 kg beim sportlichen Menschen, entspricht **90.000 bis 180.000 kcal,** aber auch Leistungssportler haben noch 4-8 Kilo Fett und somit 36.000 bis 72.000 kcal an Energie im Körper) zu benutzen. Dazu im Vergleich der winzige Speicher von ca. 100 g Glykogen (entspricht **400 kcal**) in der Leber.

Die Muskeln selbst besitzen bei Sportlern, die auf einen hohen Kohlenhydratkonsum setzen (Normalfall), einen Vorrat von ca. 400-500 g Glykogen. Das entspricht aber auch nur der Energiemenge von ca. 2000 kcal. Ein Witz gegen die fünf- bis sechsstelligen Zahlen an Energie in Form von Fett. Zudem kann das Gehirn diesen Speicher der Muskeln nicht benutzen. Die Muskeln geben die Glukose nicht wieder aus ihren Zellen heraus.

Als Veranschaulichung dazu das folgende Bild: Ihr Gehirn, sofern Sie noch nicht ketolysefähig sind, benutzt die ganze Zeit über den kleinen Akku auf der linken Seite. Nachdem Sie wieder ketolysefähig sind, haben Sie aus Sicht des Gehirns den Stecker wieder in die Steckdose gesteckt und beziehen „unbegrenzt" Energie.

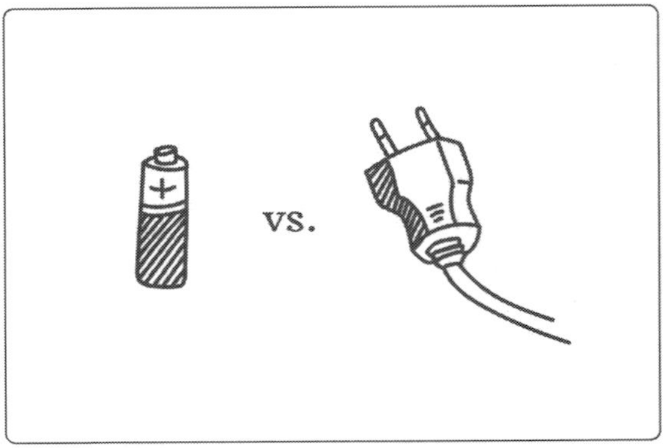

In diesem Zustand werden Sie problemlos eine Mahlzeit ausfallen lassen können. Und in diesem Zustand können Sie nicht unterzuckern, da das Gehirn auch gern 100 % der Energie aus Ketonkörpern beziehen kann (vgl. [S44]). Bewiesen hat man das in einer Studie, bei der Freiwilligen, die sich in Ketose befanden, Insulin gespritzt wurde. Normalerweise verliert ein Mensch unter 60 mg/dl Blutzucker das Bewusstsein und kann sogar versterben. Bei diesen Personen sank der Blutzuckerspiegel auf 18 mg/dl. Sie waren ohne Ausfallerscheinungen. Gerade diese Tatsache dürfte für Diabetiker Typ-2 sehr interessant sein, denn eine gefährliche Unterzuckerung kann beim Menschen, der Ketonkörper verwerten kann, nicht mehr vorkommen.

Und das ist auch ein vollkommen normaler Zustand im Menschen. Shawn Baker ist ein amerikanischer Arzt, der von der Karnivor-Ernährung vollkommen überzeugt ist. Er hat inzwischen mehrere interessante Experimente gemacht und wird in den kommenden Jahren auch eine Studie veröffentlichen, welche die positive Entwicklung des Blutbildes einer solchen Ernährung im Detail aufzeigt. Doch zurück zum Blutzucker. Er hat sich den gesamten Monat Januar 2021 nur von Fleisch ernährt und zudem sehr viel Sport ausgeübt. Dabei hatte er regelmäßig einen Blutzuckerspiegel von 40-50 mg/dl, ohne Insulin zu spritzen. Und selbstverständlich ohne irgendein Problem zu verspüren.

Zusammenfassend kann man sagen: Der flexible Stoffwechsel ist der Normalzustand von uns Menschen, da wir bis vor 5000-10000 Jahren nicht eine solch große Menge an Kohlenhydraten verzehrt haben. Zudem haben wir uns viel mehr bewegt. Daher kann unser Körper mit sehr viel geringeren Mengen an Blutzucker leben, wenn er in der Lage ist, Fett und Ketonkörper zu verstoffwechseln.

Säure-Base-Haushalt

Die ketogene Ernährung führt **nicht** zu einer Störung des Säure-Base-Haushalts. Im Gegenteil, mit der LCHF bzw. ketogenen Ernährung wird das Blut sogar basischer. Bewiesen in dieser Studie [S45] im direkten Vergleich zu einer (normalen) Ernährung, die hoch an Kohlenhydraten ist.

Wie messe ich Ketonkörper?

Wie schon geschrieben, sollte man mit einem Ketonkörpermessgerät messen, da der Körper mit erworbener Ketolysefähigkeit kaum Ketonkörper über den Urin ausscheidet. Das macht ja auch keinen Sinn, da es eine Energieverschwendung darstellt. Die Ketonkörper-Teststreifen, die es zu kaufen gibt, sollte man somit nicht benutzen, da die nur aufzeigen, was der Körper ausscheidet. Das bedeutet nicht, dass man tatsächlich in Ketose ist, sondern eher, dass der Körper versucht, in Ketose zu kommen. Wie schon geschrieben, kann es einige Tage, ggf. sogar Wochen dauern, bis sich der Körper wieder umgestellt hat (vgl. [15]). Die sich anschließende Umstellung der Muskeln auf Fettverbrennung dauert hingegen tatsächlich Monate.

Ich selbst benutze aktuell das Produkt der Firma Swiss Point mit dem Namen „GK Dual Blutzucker- und Ketone Messgerät (mg/dl)“.

Die Werte liegen nach erworbener Ketolysefähigkeit deutlich niedriger als am Anfang, da die Muskeln nach ca. vier bis zwölf Wochen nahezu komplett auf direkte Fettverbrennung wechseln und keine Ketonkörper verwenden. Somit werden die Ketonkörper nur noch fürs Gehirn und kleinere Konsumenten hergestellt. Der Körper stellt von dieser Energie nur so viel her, wie man auch benötigt. Shanahan nennt das „keto-flux“, den schnellen Umsatz von Ketonkörpern (vgl. [13], Seite 312).

Wie erlange ich die Ketolysefähigkeit?

Ich fasse an dieser Stelle das Buch „The Keto Reset diet“ von Mark Sisson zusammen (vgl. [13]), welches dieses Thema am besten und in aller Ausführlichkeit beschreibt (über 300 Seiten) und was auch sehr zu empfehlen ist, wenn man das Thema vertiefen möchte oder sich unsicher ist, diesen Schritt zu gehen.

Die Umsetzung bricht sich auf in zwei Phasen mit einem Test nach Phase eins.

Phase 1

Sie setzen die beschriebene **genetisch korrekte Ernährung** um. Dazu reduzieren Sie Ihren Kohlenhydratbedarf auf maximal 150 g am Tag. Vor allem konsumieren Sie keinen Zucker und keine einfachen Kohlenhydrate mehr. Damit schütteln Sie die gesamten Probleme des ständigen Auf und Ab des Blutzucker- und Insulinspiegels ab. Das klappt wirklich.

Diese Phase dauert mindestens 21 Tage. Um sich nicht zu überfordern, kann man sich hierfür 2 Monate Zeit nehmen, um sich langsam daran zu gewöhnen, Kohlenhydrate immer weiter zu reduzieren, insbesondere wenn Sie aus der „normalen“ Ernährung kommen und ca. 400-800 g Kohlenhydrate am Tag konsumieren.

Was Sie in den letzten 2 Wochen dann aufnehmen, ist das sogenannte intermittierende Fasten (intermittent fasting) ohne (oder auch mit) auf Gesamtkalorien zu verzichten. Das bedeutet ein zeitlich begrenztes Fasten. Ich praktiziere es so, dass ich bis 14.00 Uhr gegessen habe und dann erst wieder morgens um 6:00 Uhr frühstücke. Das sind dann 16 Stunden ohne Essen. Aber fangen Sie mit 12 Stunden an, dann 13 usw. bis zu 16 Stunden. Das funktioniert problemlos, wenn man von ständig schwankenden Blutzuckerspiegeln durch Zucker und einfache Kohlenhydrate aus Auszugsmehlen weggekommen ist.

Test

Bevor man nun für 6 Wochen in Ketose geht, stellt man sich folgende Testfragen. Man beantwortet sie ehrlich mit einer Punktzahl von 1 (klappt gar nicht) bis 10 (voll umgesetzt). Erreicht man 90 Punkte oder mehr, kann man in die volle Ketose wechseln, ohne eine Keto-Grippe zu bekommen. Als Keto-Grippe bezeichnet man die Entzugserscheinungen, die auftreten, wenn man zu schnell und radikal alle Kohlenhydrate aus der Nahrung streicht.

Man sollte auf eine reichliche Salzzufuhr (10-15 g) achten und vorab auch die Mineralien im Vollblut prüfen lassen. Der Mensch braucht in Ketose mehr Natrium und das bekommt er über gutes Salz.

Hier nun die frei von mir übersetzten Fragen von Mark Sisson (vgl. [13], Seite 146):

1. Haben Sie Getreide und Zucker komplett aus dem Essen entfernt und halten Sie sich an die Aufnahme von Kohlenhydraten mit weniger als 150 g am Tag?
2. Haben Sie alle sogenannten Pflanzenöle (außer Olivenöl, Kokosöl und Avocadoöl, die gesund sind) entfernt?
3. Essen Sie LCHF (wenig Kohlenhydrate, viel gesundes Fett)?
4. Machen Sie regelmäßig lockeres Lauftraining oder Ausdauersport mit einer Herzfrequenz von 180 minus Alter?
5. Machen Sie immer mal ein HIIT, also eine hoch intensive Trainingseinheit, z. B. ein Sprinttraining?
6. Haben Sie einen guten und regelmäßigen Schlaf?
7. Haben Sie ein gutes Stressmanagement?
8. Können Sie 12/14/16 Stunden ohne Essen auskommen und haben keinen Hunger, eine gute Energie bzw. eine gute Befindlichkeit?
9. Können Sie eine Mahlzeit problemlos ausfallen lassen?
10. Sind Sie komplett frei vom Verlangen nach Süßem bzw. Zucker als Belohnung?

11. Sind die Gefühlsschwankungen und vor allem die schlechte Laune weg, wenn der Magen leer ist?
12. Empfinden Sie Hunger nur noch maximal zwei- bis dreimal pro Woche?

Wenn Sie hier nun ehrliche 90 Punkte (ich habe 97 Punkte mit bereits erlangter Ketolysefähigkeit) haben, dann können Sie für ein paar Wochen in die volle Ketose gehen. Sie bekommen nun keine „Keto-Grippe“. Diese ist garantiert, wenn man einfach so aus dem normalen kohlenhydratreichen Essen in die Ketose wechselt. Es ist eine häufige und berechtigte Kritik an der Atkins-Diät.

Wenn Sie keine 90 Punkte haben, dann verlängern Sie die Phase eins (mit Verbesserung der Punkte, die Sie schlecht bewertet haben).

Phase 2

In Ketose kommen Sie, wenn Sie nun die Kohlenhydrate auf unter 50 g pro Tag reduzieren und die 50 g auch auf mehrere Mahlzeiten verteilen. Das ist eine harte Zeit, da man nur noch Wurzelgemüse, Salat und Brokkoli isst, zusammen mit Fleisch, Fisch, Eiern, Avocados, usw. Es gibt von Stephen Phinney eine Diät für Vegetarier (vgl. [12]), nur ist diese noch einschränkender. Von Will Cole gibt es inzwischen auch ein Buch zur ketogenen, vegetarischen Ernährung (vgl. [45]).

Mark Sisson rät dazu, die Phase 2 für 6 Wochen durchzuhalten, damit man die Ketolysefähigkeit nun ein Leben lang behält. Für die, die abnehmen möchten, ist das sogar länger interessant.

Eigene Erfahrung:

Ich selbst habe diese Phase immer nur für ein paar Tage genossen, da ich sein Buch 2016 noch nicht kannte. Wenn man sich jedoch langfristiger und konsequent Low Carb ernährt, wie im Buch beschrieben, so erreicht man ebenfalls vollkommen automatisch wieder die Ketolysefähigkeit und somit einen flexiblen Stoffwechsel. Sie können das einfach mit einem Ketonmessgerät im Blut messen.

Abschließender Test auf Ketolysefähigkeit

Sie fasten 16 Stunden. Dies ist einfach möglich, wenn Sie bis 14.00 Uhr Ihr Mittagessen zu sich genommen haben und dann auf das Abendessen verzichten. Man mag es zu Beginn nicht glauben, aber das ist bei dieser Form der Ernährung überhaupt kein Problem mehr.

Am Morgen stehen Sie auf und laufen locker 45 Minuten oder machen einen anderen Ausdauersport. Haben Sie nun keinerlei Leistungseinbruch und fühlen sich gut, dann haben sie die volle Ketolysefähigkeit wieder hergestellt und die Muskeln sind nun gut im Verbrennen von Fett. Dieser „Test" kommt von Shanahan (vgl. [13], Seite 312).

Wenn Sie nun immer noch skeptisch sind, oder aber das Thema in unterhaltsamer Form veranschaulicht haben möchten, dann empfehle ich Ihnen, diese beiden Filme anzuschauen:

- Cereal Killers von Donal O'Neil
- Cereal Killers 2 – Run on fat von Donal O'Neil

Es gibt einen Downloadservice im Internet, bei dem man die Filme kaufen kann.

Mögliche Nachteile einer dauerhaften Ketose

Im gesunden Zustand ist es wahrscheinlich auf Dauer nicht sinnvoll, zu niedrig mit der Messlatte „Kohlenhydrate“ zu gehen, insbesondere den komplexen Kohlenhydraten aus Gemüse. Obst essen ist in der streng ketogenen Ernährung auch so gut wie unmöglich.

Man sollte daher dauerhaft auf die Zufuhr von ca. **50-150 g Kohlenhydraten** in Form von Wurzelgemüse, Gemüse und Salat achten.

Auf jeden Fall sinnvoll ist das regelmäßige Einlegen eines ketogenen Tages. Das passiert auch automatisch. Aber es erscheint nicht sinnvoll, die Ernährung mit weniger als 50 g KH über Monate und Jahre durchzuhalten.

Warum ist das so?

- Die roten Blutkörperchen benötigen Glukose. Das Gehirn kann nach einer Eingewöhnungszeit Ketonkörper verstoffwechseln und bevorzugt dieses sogar. Und es gibt Bedarf an Glukose für Glykoproteine. Diese Menge an Glukose kann die Leber auch mittels der sogenannten Glukoneogenese herstellen. Das sind ca. 70-100 g am Tag, je nachdem wie stark man „in Ketose“ ist. Je mehr sich das Gehirn an Ketonkörper (wieder) gewöhnt hat, desto niedriger wird der Bedarf. Die Leber kann bis zu 200 g Glukose am Tag herstellen, benutzt aber zur Herstellung von Glukose u. a. wertvolles Eiweiß (im Verhältnis 2:1, also aus 2 Gramm Eiweiß wird ein Gramm Glukose), was allein schon aus Kostengründen nicht sinnvoll ist, da eine Süßkartoffel günstiger ist als eine vergleichbare Menge an Eiweißshake. Es besteht der Verdacht (leider gibt es hier keine aussagekräftige Studie), dass auf Dauer die Herstellung der sogenannten **Glyko**proteine, das sind z. B. Transferrin, Immunglobuline, Hormone u. a. der Schilddrüse und Proteine im Schleim der Schleimhäute, leiden könnte.
- Man muss aber auch klarstellen, dass der Körper nach erfolgreicher Umstellung einen großen Teil des täglichen Bedarfs an Glukose aus Laktat, Glycerol und Ketonkörpern bilden kann, so dass für die Glukoneogenese nur sehr wenig Eiweiß benötigt wird, wenn man gar keine Kohlenhydrate isst. Diesen geringen Bedarf kann man gut durch gesunde Kohlenhydrate, wie bereits beschrieben, zuführen.

Vorteile der Low Carb-Ernährung

- Im länger anhaltenden Zustand des Fastens reduziert der Körper das Schilddrüsenhormon fT3. Es besteht der Verdacht, dass das auch in Ketose auftreten könnte, weshalb man den Wert für fT3 regelmäßig messen lassen sollte. Jedoch soll das laut Jason Fung nur passieren, solange man nicht ketolysefähig ist, d. h. nur, wenn der Körper kein eigenes Fett als Brennstoff benutzt aufgrund eines (zu) hohen Insulinwerts. Stephen Phinney stärkt diese Vermutung auf Basis der bei ihm laufenden Studien an Diabetikern, die sich ketogen ernähren. Er bemerkt keinen Abfall der Schilddrüsenfunktion (vgl. [S36]). Inzwischen verdichtet sich die Information, dass das nur passiert, wenn der Insulinspiegel hoch ist. Genau das passiert also nicht in Ketose, da der Insulinspiegel dramatisch fällt.
- „Vitamin C-Recycling“ in den Zellen könnte schlechter ablaufen, wenn der Körper weniger Insulin ausschüttet, bzw. einen ständig niedrigen Insulinstatus hat, wie es bei voller Ketose bzw. einer streng ketogenen Diät normal ist (vgl. [S48]). Der Mensch ist in der Lage, in seinen Zellen Vitamin C wieder selbst herzustellen, d. h. oxidiertes Vitamin C zu reduzieren. Er benutzt hier jedoch den Glukosetransportmechanismus in die Zellen. Dieser benötigt Insulin (vgl. [S46], [S47]) und damit verbunden Kohlenhydrate. Zusammengefasst: Ohne Kohlenhydrate wenig Insulin. Mit einem niedrigen Insulinspiegel ggf. ein schlechteres „Recycling“ von Vitamin C.
- Ein dauerhaft sehr niedriger Blutzuckerspiegel führt zu einer physiologischen Insulinresistenz, damit der Glukosebedarf der Muskel abgesenkt wird. Das ist ein Teil dieses „Notprogramms“ Ketose. Anhand des Blutwertes HbA1c lässt sich dies messen. Und wir wissen momentan noch nicht, wie normal dieser Vorgang ist. Er bedeutet jedoch nicht, dass Sie einen hohen Wert von Insulin haben. Im Gegenteil: Der Insulinspiegel ist in diesem Fall sehr niedrig.
- Mit dem ständig niedrigen Insulin kommt Eiweiß schlechter in die Muskelzellen, da Insulin nicht nur Glukose und (oxidiertes) Vitamin C, sondern auch Eiweiße in die Zellen schleust. Der Aufbau von Muskeln wird so ggf. schwieriger.
- Die Leber muss häufiger Glukoneogenese betreiben, was dazu

führen kann, dass Cortisol steigt. Die folgende Studie zeigt jedoch, dass der Umfang von Eiweiß an der Glukoneogenese (10 % der hergestellten Glukose von ca. 110 g am Tag) sehr gering ist (vgl. [S49]), wenn der Mensch sich in Ketose befindet. Das gilt nur, solange man keinen Stress und keine Entzündung im Körper hat! Stress erhöht Cortisol und das führt zu einer höheren Glukoneogenese! Stress kann somit sogar den Zustand der Ketose verhindern. Und Stress geht häufig einher mit schlechtem Schlaf. Daher ist ein guter Schlaf so wichtig.

Die Liste ist sicherlich nicht vollständig. Es erscheint jedoch bereits auf Basis dieser Punkte auf Dauer nicht sinnvoll, in diesem Modus der strengen Ketose bzw. Low Carb deutlich unter 50 g zu verharren, sofern man keine Stoffwechselerkrankung (wie z. B. Diabetes oder Epilepsie) hat.

Es ist auch so, dass Kuklinski [4], Lustig [74] und Schocke [25] davon abraten, zu wenig **komplexe** Kohlenhydrate (= reich an Ballaststoffen) zu essen bzw. direkt dazu raten, sehr viel an „komplexen Kohlenhydraten" in Form von Wurzelgemüse und leicht eingeschränkt Obst zur Stärkung unserer Verdauung zu essen. Das Thema Verdauung und Bakterien wird ausführlich im Buch „Zucker, Blut und Brötchen" vertieft (vgl. [15]).

Eigene Erfahrung:

Beim Versuch, eine längere Zeit (mehr als zwei Wochen) weniger als 30 g Kohlenhydrate am Tag zu essen, musste ich feststellen, dass mein Ruhepuls in der Nacht um 10 % gestiegen ist. Zudem ist meine Herzratenvariabilität (HRV) gefallen und mein Puls beim Joggen bei gleicher Belastung war plötzlich 12 Schläge höher. Integriere ich wieder ca. 80 g Kohlenhydrate am Tag, sind diese „Probleme" binnen zweier Tage verschwunden.

Im Gespräch mit Mike Mutzel zu diesem Thema ergab sich, dass es einigen Personen so geht wie mir, jedoch vor allem Frauen scheinen diese ca. 80 g Kohlenhydrate zu benötigen. Aber auch Paul Saladino und James DiNicolantonio bestätigen in einem Interview, dass sie sich mit dieser Menge an Kohlenhydraten am wohlsten fühlen.

Fazit Ketose

Zusammenfassend kann man sagen, dass dieses Notfallprogramm, das uns in Notzeiten durch die Jahrhunderttausende gebracht hat, aufgrund der dargestellten Nachteile kein dauerhafter Zustand sein sollte.

Wenn man sich vorstellt, wie ein Mensch vor ca. fünftausend Jahren und früher gelebt hat, so gab es sicherlich Zeiten, in denen er durch das Essen von Früchten (die natürlich nicht im Ansatz so süß waren wie unser „Zuchtobst") saisonal reichlich Kohlenhydrate zu sich genommen hat. Den größten Teil des Jahres hat er Wurzeln gegessen, wie z. B. Zwiebeln, Rettich, Möhre usw., in denen auch Kohlenhydrate enthalten sind, jedoch in genetisch zu unserem menschlichen Stoffwechsel passenden Mengen und verbunden mit Ballaststoffen.

Wenn man gesund ist und einen flexiblen Stoffwechsel besitzt, sollte man genauso leben: Moderat Obst und viel Gemüse frisch zubereitet essen, natürlich in Bioqualität, um die (oxidative) Belastung durch die Spritzgifte zu meiden. Sofern man Kohlenhydrate aus natürlicher Quelle bezieht, so muss man keine Angst davor haben.

Eine wichtige Anmerkung am Ende dieses Kapitels ist, dass Sie auch Ketonkörper herstellen, wenn Sie sich Low Carb bzw. genetisch korrekt ernähren. Die oben beschriebene streng ketogene Phase kann notwenig sein, um den Körper wieder auf den flexiblen Stoffwechsel umzustellen. Doch einmal geschafft, werden Sie ständig in einer leichten Ketose sein, wenn Sie sich an die Vorschrift halten, zwischen 50 g und maximal 150 g Kohlehydrate am Tag zu essen. Daher darf man eben auch ein gut gemachtes Sauerteigbrot zu sich nehmen, wenn man Gluten verträgt. Oder eine kleine Portion Kartoffeln, die man lektinfrei (Schnellkochtopf) zubereitet hat.

Und welche weiteren Vorteile Sie haben, wenn in Ihrem Blut wieder Beta-Hydroxybutyrat messen können, lesen Sie im nächsten Kapitel.

Notizen

Notizen

“

Wie kann es sein,
dass sich ein Mensch mit
akademischem Abschluss
vollkommen falsch
ernährt und bewegt?

— Paul Chek

Kapitel 5 Die Wirkung von Ketonkörpern

In diesem Kapitel fasse ich den aktuellen Stand der Forschung im Jahr 2021 zu Ketonkörpern zusammen. Beta-Hydroxybutyrat (BHB) ist einer von drei Ketonkörpern, die im Rahmen einer kohlenhydratarmen Ernährung in der Leber gebildet werden. Insgesamt kann die Leber bis zu 150 g BHB am Tag herstellen. Es ist hoch interessant, mitzubekommen, was dieser alternative Energieträger Beta-Hydroxybutyrat in der Lage ist zu tun.

Vorweg ist es wichtig zu wissen, dass man auch bei der von mir angeratenen Kohlenhydratmenge von 50 bis 150 g ständig Beta-Hydroxybutyrat bildet. Der Spiegel im Blut ist nicht so hoch wie im Rahmen der strengen ketogenen Diät mit unter 50 g Kohlenhydraten oder gar wie beim Fasten, aber doch im Bereich, der auch epigenetisch wirksam ist. Man wird auch vollkommen unabsichtlich immer mal an einem Tag weniger als 50 g Kohlenhydrate zu sich nehmen.

Beides ist genetisch korrekt: Es gab immer mal Tage mit gutem Jagd- oder Sammelglück. Es gab sicher immer mal Tage der Entbehrung, an denen man wenig gegessen hat. Daher ist nach erfolgreicher Umstellung auch immer mal ein Tag mit Intervallfasten sinnvoll. Dies ist einfach zu realisieren, sobald man sich an die Low Carb-Ernährung gewöhnt hat. Der Körper braucht „normalerweise" keine drei bis fünf Mahlzeiten am Tag.

Eigene Erfahrung:

Selbst wenn ich einmal eine größere Menge Kohlenhydrate esse, so habe ich spätestens nach dem nächsten Lauf wieder Ketonkörper im Blut. Gemessen habe ich das über ein Blutmessgerät für BHB. Zum Beispiel hatte ich einmal zum Frühstück ca. 200 g Kohlenhydrate gegessen. Vier Stunden später war ich 10 km laufen und eine Stunde nach dem Lauf hatte ich 1,1 mmol BHB im Blut.

Doch nun zu den interessanten Forschungsergebnissen zum Thema Ketonkörper.

BHB schützt die Muskeln

In der Studie [S66] haben sich zehn gesunde Männer bereit erklärt, eine Infusion mit Lipopolysacchariden (LPS) zu kommen. Diese LPS sind typischerweise in der äußeren Membran von Bakterien enthalten und wirken beim Zerfall toxisch. In diesem speziellen Fall wirken sie katabol, also muskelabbauend.

Als Gegengift hat man drei verschiedene Substanzen als Infusion benutzt:

1. Kochsalzlösung
2. Fettsäuren
3. BHB

Als Resultat zeigt sich in dieser Studie, dass BHB den katabolen Abbau von Muskeln potent verhindert und somit die Muskeln schützt. Wieder kann man nur sagen: Alles andere macht aus dem Blickwinkel der Evolution auch keinen Sinn. Wenn der Körper Nahrung benötigt und Energie in Form von Fett vorhanden ist, brauchen Muskeln nicht in Energie umgewandelt werden. Denn das führt, wie oben beschrieben, nur zu einer sehr schlechten Quote und belastet die Nieren mit den Abbauprodukten.

Mit den Worten von Jason Fung: „Wenn Sie Holz aufstapeln für den Winter und dann die kalten Tage kommen, dann verfeuern Sie auch nicht als erstes Ihre Möbel, sondern das eingelagerte Holz.“

Im metabolisch gesunden Menschen funktioniert das natürlich genauso. Dann ist auch eine Fastenzeit von z. B. 16 Stunden überhaupt keine Gefahr, da der Körper sofort auf das Fett zurückgreift und eben nicht auf die Muskeln (vgl. [49]). Im Gegenteil: Das im Rahmen der Nahrungsknappheit stark gebildete BHB schützt sogar die Muskeln vor diesem verhängnisvollen Schritt, denn der Mensch würde sonst schwächer werden.

BHB schützt den Darm

Es gibt zu dieser Beobachtung noch keine Studie. Trotzdem ist es ein spannender Punkt, den ich hier gern darlegen möchte. Das Team Virta-Health von Stephen Phinney hat herausgefunden, dass BHB fast identisch ist mit Buttersäure, einer kurzkettigen Fettsäure, die im Darm von Bakterien u. a. zum Schutz der Darmschleimhaut hergestellt wird.

Der molekulare Unterschied zwischen BHB und Buttersäure ist sehr klein, BHB hat ein Sauerstoffatom mehr. So weisen beide Moleküle die gleichen positiven Eigenschaften auf:

- Sie können vom Mitochondrium als Energie benutzt werden.
- Sie haben entzündungshemmende Eigenschaften (vgl. [S43]).

Somit überrascht es nicht, dass der Darm BHB aufnehmen und verarbeiten kann. Das soll nicht heißen, dass man keine Ballaststoffe mehr essen soll. Im Gegenteil, Ballaststoffe haben im Rahmen der genetisch korrekten Ernährung weiterhin einen festen Platz. Bei 50 bis 150 g Kohlenhydraten am Tag ist auch mehr als genug Platz für ballaststoffreiches Essen in Form von Salat und Gemüse.

Man muss aber nicht panisch über Ballaststoffe nachdenken, da der Körper einen der wichtigsten Stoffe im Rahmen der Fermentation im Dickdarm, nämlich Buttersäure, auch im Rahmen der genetisch korrekten Ernährung in der Leber herstellt.

BHB verringert epileptische Anfälle

Wie ich schon weiter oben beschrieben habe, kann unser menschliches Gehirn prima Energie aus Ketonkörpern gewinnen. In vielen Büchern steht bis zu 75 % des Gesamtbedarfs. Ben Bikman fragt jedoch zurecht in die Wissenschaftsgemeinde: „Zeigt mir eine Studie, die belegt, dass das nicht zu 100% geht.“ Es gibt keine! Ein Test am Menschen wäre natürlich gefährlich. Man müsste die Glukose im Körper auf nahezu Null reduzieren. Das ist natürlich nicht vertretbar. In dieser Studie von Cahill und Aoki (vgl. [S44]) ist man immerhin sehr nahe an Null herangegangen. Das hat gezeigt, dass ketoadaptierte Menschen auch mit sehr niedrigen Blutzuckerwerten ohne Ausfälle zurechtkommen. Bei diesen beiden Testpersonen hat man mittels Insulin den Glukosespiegel auf 18mg/dl gesenkt. Sie hatten keinerlei Ausfälle. Auch Shawn Baker (er ist einer der Karnivor-Ärzte) misst im Januar 2021, den er zum Monat des reinen Fleischkonsums erklärt hat, Blutzuckerwerte von nur 40 mg/dl. Man muss dazu sagen, dass er jeden Tag intensive Sporteinheiten ausübt.

Es lässt sich auf jeden Fall festhalten: Das Gehirn kann sich sehr gut mit Ketonkörper versorgen. Viele Menschen berichten sogar von einer neuen geistigen Klarheit, die sie vorher nicht hatten und nicht kannten.

Hier liegt die Chance bei Menschen mit einer epileptischen Erkrankung. Es könnte an einer schlechten Verwertung von Glukose im Gehirn liegen. Also benutzt man einfach mal den anderen Treibstoff.

Zudem gibt es folgende Wirkungszusammenhänge (vgl. [33], Seite 197):

- Reduzierung von mTor
- Reduzierung neuronaler Erregbarkeit
- Wirkung auf Neurotransmitter

BHB wirkt entzündungshemmend

In der Tierstudie von Yun-Hee Youm wird gezeigt, dass BHB verschiedene entzündungsfördernde Botenstoffe hemmt, wie z. B. NLRP3, IL-18 und IL-1ß (vgl. [S43]; [46], Seite 159). Dieser Wirkmechanismus macht es so interessant, im Rahmen einer autoimmunen Erkrankung oder einer Erkrankung mit hohem Entzündungsgrad eine ketogene Diät im Rahmen einer Gesamttherapie auszuprobieren bzw. anzuwenden (vgl. [45], Seite 32).

Zudem beschreibt Will Cole, dass BHB viele entzündliche Bereiche im Körper positiv beeinflusst, womit auch neurologische Probleme, wie Depression, Autismus oder vernebeltes Denken zusammenhängen können (vgl. [45], Seite 36).

BHB reduziert die Produktion von Radikalen

In der Studie [S96] wird gezeigt, dass sich das Mitochondrium verändert, wenn es Beta-Hydroxybutyrat als Brennstoff benutzt. Es setzt ein epigenetischer Effekt ein: Das Mitochondrium produziert weniger **Sauerstoffradikale**, in diesem Fall weniger Wasserstoffperoxid (H2O2), wenn es Beta-Hydroxybutyrat benutzt. Zudem verbessert sich die Atmungskette des Mitochondriums und es entstehen weniger ROS durch eine „sicherere Verarbeitung“ an Komplex 1 (vgl. [S92], [S93], [S94]).

Das ist insofern wichtig, als der Körper diese Sauerstoffradikale in der Zelle umgehend entschärfen muss. Dazu wird in der Regel ein Antioxidans in Form von Glutathion (via GPX) verbraucht.

In der Studie [S95] wird gezeigt, dass der Ketonkörper Acetoacetat 45-fach sauberer verbrennt als Glukose. D. h. es entstehen um Faktoren weniger Sauerstoffradikale (ROS) im Mitochondrium, wenn dieses Acetoacetat anstatt Glukose verstoffwechselt.

BHB erhöht die Grundumsatzrate

Wenn wir nichts zu essen finden, dann müssen wir „besser“ werden anstatt abzubauen. Ansonsten wären wir in den letzten 30 Millionen Jahren sicher ausgestorben. So zeigt sich diese logische Selbstverständlichkeit in der Studie von Kevin Hall, in der sich 17 übergewichtige Menschen, die sich 4 Wochen zunächst normal mit vielen Kohlenhydraten ernährten, dann gefolgt von 4 Wochen ketogener Ernährung, bei gleicher Anzahl Kalorien, wie folgt (vgl. [S91]):

Der Grundenergieumsatz ist am Tag wie auch im Schlaf signifikant gestiegen und das in dieser kurzen Zeit. Das bedeutet, der Körper stellt nach einer kurzen Umstellung mehr Energie zur Verfügung, wenn die Aufnahme von Kohlenhydraten gedrosselt wird. Hier in dieser Studie auf 30 g am Tag.

In der Studie sieht man auch, dass sich der Insulinspiegel verbessert, die Triglyceride sind niedriger, Leptin wird besser. Glukagon steigt natürlich wie auch Beta-Hydroxybutyrat. Der Blutzuckerspiegel blieb unverändert, da diese Menschen zwar leicht übergewichtig waren, aber (noch) nicht metabolisch krank.

Eine ketogene Ernährung liefert länger Energie

Ich möchte hier auf die FASTER-Studie von Phinney und Volek aus dem Jahr 2016 hinweisen. Bis dahin wurden Sportler in den Studien „nur“ für ein einige wenige Wochen umgestellt. Das ist natürlich auch nachvollziehbar, da bei vielen Sportlern in den ersten Wochen die Spitzenperformance abnimmt und ein Profi sich es auch einfach nicht leisten kann, schlechter zu werden.

In dieser Studie hat man 20 Ultramarathonläufer in 2 Gruppen von 10 Läufern eingeteilt. Diese haben sich nun 20 Monate entweder HighCarb (684 g Kohlenhydrate) oder Low Carb (82 g Kohlehydrate) ernährt. In dieser Zeit hat der Körper natürlich die Möglichkeit, sich voll auf die Fettverbrennung umzustellen. Hintergrund der langen Umstellung: Der Mensch verdoppelt in der Zeit in etwa seine Anzahl an Mitochondrien in den Muskeln. Das ist der Grund, warum die Adaption so lange dauert.

Was passierte mit den Low Carb-Elitesportlern?

- Die Fettverbrennung war um den Faktor 2,3 gestiegen.
- VO_2max war gestiegen auf 70,3, vor der Umstellung 54,9.
- Bei der definierten Belastung mit 64% VO_2max stieg die gemittelte Fettverbrennung um 59% an.
- Das Erstaunlichste: Der Muskelglykogenvorrat war identisch bei den Gruppen, wie auch die Erholung nach der Belastung. Die Glykogenspeicher waren schnell wieder gefüllt. Ohne Kohlehydrate zu essen! Gemessen wurden diese Werte mittels Muskelbiopsie.

Ketogene Ernährung verbessert Alzheimer

In den beiden Meta-Studien von Grammatikopoulou und Pavon zeigen sich hoffnungsvolle Ergebnisse, dass die ketogene Ernährung die Erkrankung Alzheimer wie auch Demenz verbessert (vgl. [S90], [S111]). Das verwundert auch nicht, da man aus der Studie von Carlos Contreras weiß, dass das Gehirn insulinresistent wird und dadurch ca. 40 bis 60 % weniger Glukose aufnimmt (vgl. [S176]).

In der Studie von Pavon wurden insgesamt 63 Studien aus den Jahren 2004 bis 2019 im Hinblick auf Alzheimer, Demenz und Glukose-Aufnahmestörung hin untersucht. Die Studie kommt zu dem Schluss, dass die ketogene Ernährung die Erkrankung und die Gehirnleistung verbessert.

Die biochemischen Mechanismen sind dabei vielfältig. So bekommt das Gehirn durch die Ketonkörper einen alternativen Energieträger. Zudem geht durch die ketogene Ernährung der Insulinspiegel im Körper zurück und somit die Insulinresistenz. Dadurch kann der Körper auch wieder besser die Beta-Amyloid-Plaques abbauen bzw. es entstehen erst gar nicht so viele (vgl. [S177]).

Zusammenfassung zu Ketonkörpern

Stichpunktartig möchte ich noch weitere sehr wichtige Fakten über Ketonkörper samt Quellenangabe auflisten. Eine wiedergewonnene Ketolysefähigkeit (vgl. [32], Seite 29):

- Versorgt einen mit einer zuverlässigen und stetigen Energieversorgung aus Fetten und Ketonkörpern.
- Kann die Insulinsensitivität erhöhen (vgl. [45], Seite 37).
- Verbessert die Erholung nach sportlichen Anstrengungen.
- Schützt die Muskeln vor dem Abbau.
- Erhöht den Grundumsatz.
- Reduziert in Form von BHB und Acetoacetat die Freisetzung freier Radikale im Mitochondrium (vgl. [S89]).
- Verringert die Bildung von Laktat.
- Verbessert die Ausdauer.
- Verhindert ein „Gegen die Mauer laufen“, eine totale Energieerschöpfung, in der das Gehirn in den Schutzmodus wechselt.
- Erhöht die Möglichkeit des Menschen, Fett zu verbrennen, um den Faktor 2.
- Versorgt den Darm mit Buttersäure.
- Versorgt das Gehirn mit Energie (vgl. [46], Seite 160).
- Verbessert die Regeneration im Gehirn mittels BDNF (vgl. [44]).
- Erhöht die Produktion von Glutathion (vgl. [S88]).
- Erhöht die Gesamtleistung nach einer Umstellungszeit von 8-16 Wochen auch bei Profisportlern (vgl. [S42]).
- Senkt die Aktivität von Zytokinen (vgl. [44], Seite 139).

"

10 eggs a day
keep the doctor away.

— Ulrich Strunz

Kapitel 6 Alles zum Thema Cholesterin

In diesem Kapitel erkläre ich, was Cholesterin ist und welche Blutfettwerte etwas über das Risiko für koronare Herzkrankheiten (KHK) aussagen. Dazu fange ich mit der Entdeckung des Cholesterins an. Im Hinblick auf die genetisch korrekte Ernährung mit ca. 60-70% Fettanteil werden Sie wesentlich mehr gesundes Fett essen. **Und Sie sollen die von der Industrie geschürte Angst durch diese Faktenlage verlieren.**

1961 war das Gesamtcholesterin das einzige, was man messen konnte. Es gab noch keine Differenzierung zwischen LDL (Low Density Lipoprotein oder auf Deutsch Lipoprotein niederer Dichte), HDL (High Density Lipoprotein oder Lipoprotein hoher Dichte) und Triglyceriden. Inzwischen kann man sogar zwischen den verschiedenen LDL-Partikeln unterscheiden und hat erkannt, dass es eine gefährliche und eine ungefährliche Variante von LDL gibt. Die gefährliche Variante des LDL korreliert mit hohen Triglyceridwerten. Diese Unterart des LDL ist wichtig zu kennen. Ist sie hoch, steigt die Wahrscheinlichkeit von Atheriosklerose. Leider kann man diese Differenzierung des LDL im Jahr 2021 nur in wenigen Laboren messen lassen (z. B. im Labor MVZ Ravensburg oder medivere). Es ist jedoch so, dass bei genetisch korrekter Kost die Triglyceride fallen und somit auch die gefährliche Variante vom LDL.

Soviel direkt zum Anfang: **Achten Sie auf hohe Werte für HDL und niedrige Werte für Triglyceride!** Und achten Sie darauf, dass diese Werte auch gemessen werden. Denn diese beiden korrelieren stark mit Herzinfarkt bzw. koronarer Herzkrankheit. LDL tut das nicht. Warum das so ist, schauen wir uns gleich an. Einzig oxidiertes LDL oder auch MDA-LDL korrelieren wieder stark mit koronarer Herzkrankheit.

Dieses Kapitel gestalte ich bewusst mit einem offenen Ende. So können Sie für sich selbst die Angst vor gesättigten Fetten nehmen und in Zukunft auf Basis der genetisch korrekten Kost die Ergebnisse Ihrer Blutwerte feiern!

Wer das Thema in aller Ausführlichkeit lesen möchte, dem empfehle ich das hervorragend recherchierte Buch von Nina Teicholz „The big fat suprise“ (vgl. [22]), das es im Jahr 2021 jedoch leider nur auf Englisch und Spanisch gibt.

Machen Sie sich nun Ihr eigenes Bild anhand von einigen Fakten, die ich

Ihnen an dieser Stelle zusammenfasse.

Fakten

- Die **Vermutung**, dass das Essen von gesättigten Fetten zu Herzinfarkt bzw. KHK führt, wurde von A. Keys im Jahr 1961 durch die berühmte **Sieben-Länder-Studie** geäußert. Diese Studie ist eine epidemiologische Studie. Anders als eine klinische Studie geben epidemiologische Studien lediglich **Hinweise oder Verdachtsmomente**.
- A. Keys hatte insgesamt **22 Länder** untersucht, jedoch nur die sieben am besten korrelierenden veröffentlicht. Man nennt so etwas Cherry Picking, auf deutsch Rosinen picken. Nimmt man die Daten aller 22 erfassten Länder in Betracht, so verliert sich die Korrelation zwischen gesättigten Fetten und KHK fast komplett, d. h. die Korrelation wird deutlich schwächer. Wie Sie schon wissen, gibt eine Korrelation ohnehin nur einen Verdacht, keinen Beweis!
- In der Sieben-Länder-Studie **korreliert** das Essen von **Süßigkeiten** (Zucker) wesentlich stärker mit KHK als das Essen von gesättigten Fetten (vgl. [22], [3]).
- 1967 bereits zeigte S. Malhotra in einer Untersuchung an 1,15 Millionen indischen Bahnangestellten, dass die im Süden lebenden Angestellten 12 Jahre **weniger** lebten und KHK 7 mal **häufiger** auftrat. Im Süden hat man **weniger** gesättigtes Fett gegessen und viel mehr **mehrfach ungesättigtes** Fett aus Erdnussöl (vgl. [S165]). Das Ergebnis wurde ignoriert. Und man muss anmerken: Es ist nur eine epidemiologische Assoziation, daher kein Beweis. Aber es folgen klinische Studien:
- In der **Sidney Hearth Studie** wurden 458 Männer mit **Herzinfarkt** über 7 Jahre beobachtet. Dabei wurden bei der zufällig ausgewählten Hälfte der Männer die gesättigten Fette getauscht durch Omega-6-Fettsäuren aus sogenannten Pflanzenölen. Das Ergebnis war, dass die Interventionsgruppe ein höheres Sterberisiko hatte (vgl. [S166]). Das Ergebnis wurde 40 Jahre lang nicht veröffentlicht.

- A. Keys, der sich in Amerika zum führenden Ernährungsberater aufgeschwungen hatte (er war Biologe mit dem Schwerpunkt Fischkunde) , unternahm drei klinische Studien, um einen Beweis für seine Vermutung herbeizuführen. **Alle drei scheiterten**, wie Sie nun sehen werden (vgl. [22]):
- Die **Minnesota-Studie** aus dem Jahr 1973 mit 9000 Teilnehmern bzw. Patienten in sechs Kliniken und somit besten Umstände zur Überwachung und Kontrolle von dem, was gegessen wurde. Aufgrund der Durchführung und Größe gilt diese Studie als eine der Besten ihrer Art. Es wurden zwei Gruppen eingeteilt. Eine Gruppe bekam normales Essen mit gesättigten Fetten. Der anderen Gruppe wurde Essen mit weniger gesättigtem Fett und reich an mehrfach ungesättigten Fetten (Pflanzenöle, Margarine) gereicht. **Der Effekt auf KHK war exakt Null**. Im Gegenteil: In der Interventionsgruppe starben mehr Personen (269 Tote gegenüber 206 Tote in der Kontrollgruppe), jedoch ohne statistische Signifikanz. Das Ergebnis wurde 16 Jahre lang nicht veröffentlicht, weil man über das Ergebnis enttäuscht war (O-Ton des Leiters der Studie).
- Die MRFIT-Studie (1973-1982) wurde mit 12.000 Männern mittleren Alters und hohem Gesamtcholesterin (über 290 mg/dl) durchgeführt. Eine zufällig ausgewählte Hälfte wurde auf eine Diät gesetzt mit weniger gesättigten tierischen Fetten und reich an mehrfach ungesättigten Pflanzenfetten. Ergebnis: **Die Todesrate war in der Gruppe mit der Diät sogar erhöht**, insbesondere die Rate an Krebs (das wird auch später in weiteren Studien bestätigt).
- Die 1993 gestartete WHI-Studie mit 49.000 Frauen und Kosten von 725 Mio. US-Dollar fand **keinen Effekt bei KHK**. Hier hatte man bei 20.000 Frauen über einen Zeitraum von 10 Jahren die gesättigten Fette reduziert (vgl. [22], Seite 170).
- Es gab auch erste kleinere Studien, die Warnsignale gaben, dass diese neuen Fette und Öle ungesund sind:
- 1997 zeigte Robert Knopp in einer Studie an 444 Angestellten bei Boeing, dass die Diät mit wenig Fett zwar leicht LDL reduzierte, dadurch aber **HDL auch stark abfiel** und die **Triglyceride im Blut**

anstiegen (vgl. [S129]).

- Die Studie STRIP in Finnland von 1990, durchgeführt an 1062 Babys, zeigte, dass eine Diät mit wenig Fett zu **niedrigen HDL-Werten** im Blut führte. Diese Studie halte ich persönlich für sehr fraglich und unethisch. Auch hier gab es 2 Gruppen. Eine Gruppe Babies bekam eine künstlich hergestellte Milch mit stark reduziertem Fettgehalt, die Kontrollgruppe bekam ganz normal Muttermilch.

Welche Fakten gibt es zu den Pflanzenölen und Fetten?

- Pflanzenöle, mit Ausnahme von Olivenöl, Kokosöl und Avocadoöl, sind aufgrund der mehrfach ungesättigten Fettsäuren extrem instabil und oxidieren sehr schnell. Sie werden sehr schnell ranzig. Um das zu verhindern, unterlaufen sie nach der Gewinnung den chemischen Prozess der Hydrierung (vgl. [22]).
- Margarine enthielt lange Zeit ca. 50 % Transfette. Diese wurden von der Industrie und vom Staat bis 2010 als unbedenklich eingestuft. Im Jahr 2018 gelten Transfette als extrem schädlich (vgl. [22]).
- Bereits 1957 zeigte ein Forscher namens Kummerow, wie sich Transfette im Körper anreichern (in den Fettzellen), und dass es aufgrund dieser Fette negative Effekte in den Zellmembranen gibt (vgl. [22]).
- Transfette sorgen u. a. für einen Calciumeinstrom in die Zelle. Das korreliert stark mit dem Risiko für einen Herzinfarkt, da so u. a. Magnesium verdrängt wird. Dadurch sinkt u. a. die Leistungskraft der Mitochondrien (vgl. [4]).
- Transfette erhöhen Gesamtcholesterin und Triglyceride im Blut.
- Erst im Jahr 2012 wurden Transfette aus den Fritteusen verbannt, jedoch durch einen viel gefährlicheren Stoff ersetzt: Pflanzenöle, die mehrfach ungesättigte Fettsäuren enthalten (vgl. [4]).
- Seit 1940 weiß man, dass solch erhitzte Pflanzenöle **giftig** sind durch Versuche an Ratten. Sie führen zu Lebervergrößerungen, Magenschäden und Herzerkrankungen. Solch gefütterte Ratten

sterben deutlich früher (vgl. [22]).

- Pflanzenöle, die mehrfach ungesättigte Fettsäuren enthalten, erzeugen beim Erhitzen Aldehyde, u.a. **Formaldehyd**, was bekanntlich krebserregend ist (vgl. [4], vgl.[22], Seite 276).
- Im Jahr 2020 gibt es nun auch endlich eine Kehrtwende bei führenden medizinischen Journalen wie dem JACC (Journals of the American College of Cardiology). In diesem stellt Arne Astrup fest, dass man den Faktor „gesättigtes Fett" aufgrund der zusammengetragenen Studien neu bewertet: Man empfiehlt nun keinerlei Einschränkung mehr beim Verzehr von gesättigtem Fett (vgl. [S172]).
- Arne Astrup stellt in dieser Studie explizit fest, dass **frisches Fleisch** wie auch Vollfettmilch mit **keinerlei Risiko** für koronare Herzerkrankung (KHK) verbunden ist.

Wie kam man eigentlich auf die Idee, dass Cholesterin ein Indikator für KHK sein könnte?

- Die Framingham-Studie aus 1961 zeigte eine leichte Korrelation zwischen Gesamtcholesterin und KHK, was wohl leider ein statistischer Ausrutscher war. In 6 Jahren Laufzeit starben nicht genug Menschen, der Kontrollzeitraum war zu kurz. Denn diese Studie wollte die Risikofaktoren für einen tödlichen Herzinfarkt ermitteln. Zudem muss man erneut anmerken, dass es sich nur um eine epidemiologische Studie handelt, die keinen Beweis liefert.
- Die gleiche Studie 30 Jahre später: Die Überprüfung der Framingham-Studie nach 30 Jahren (sogenannte Follow-Up Studien) zeigte, dass es **keine Korrelation** zwischen KHK und Gesamtcholesterin gibt. Im Gegenteil! Es zeigt sich auf Basis dieser nun deutlich größeren Daten, dass mit jedem Prozentpunkt **weniger Cholesterin** die Sterblichkeit 11 % **höher** war! (vgl. [S24])!
- Die im Jahr 2000 veröffentliche MONICA-Studie (im deutschen Ärzteblatt als Leitartikel) besagt, dass es **keinen** Zusammenhang zwischen dem Cholesterinwert und der KHK gibt (vgl. [4], Seite 295).
- Eine ganz aktuelle Veröffentlichung zur Studie PURE aus dem Jahr **2017** (vgl. [S35]) zeigt, dass der Verzehr von Fetten, gesättigt wie ungesättigt, das Risiko für Herzinfarkt und sonstige Todesgründe **senkt**. Je höher der Anteil von Fett in der Nahrung, desto geringer das Risiko. Im Gegensatz dazu erhöht sich das Risiko, je mehr Kohlenhydrate man über die Nahrung aufnimmt.

Viel interessanter ist jedoch, worauf ein erhöhter Cholesterinwert im Rahmen eines ganzheitlichen Ansatzes hinweisen kann:

- Eine Störung der Mitochondrien, da ggf. in der Galle nicht genug Cholesterin verbraucht wird. Cholesterin ist eine „Zutat" zur Herstellung von Gallenflüssigkeit.
- Dass man sehr viel Sport macht. Leistungssportler haben Cholesterinwerte von ca. 300. Und die Mitochondrien (Mt) laufen prima. Woran liegt das? Am oxidativen Stress, den der Körper im Notfall mit Cholesterin abfängt (vgl. [4], Seite 427). Es entsteht ein

Mangel an Vitamin C, E und Glutathion. Das **kompensiert** der Körper mit Cholesterin! Ergo: Man darf hier sicherlich annehmen, dass auch ohne Leistungssport ein erhöhter oxidativer Stress vorliegt, der den Cholesterinwert steigen lässt. Das kann z. B. an einem Mangel an Vitaminen und Mineralien liegen.

- Auf eine Belastung mit Schwermetallen oder Giften (vgl. [16]). Cholesterin wird vom Körper als Antioxidans benutzt.

Und noch ein Fakt zum Cholesterin: Ein hoher Wert liegt nicht am Essen! Der Körper bildet 90 bis 95 % des Cholesterins selbst (vgl. [17]).

Was verbessert nun die Cholesterinwerte HDL und Triglyceride?

Einfache Antwort, auch wenn es zu einfach klingt: Die **genetisch korrekte Kost** mit wenig Kohlenhydraten und reichlich gesättigten Fettsäuren. Das ist bewiesen in über 15 klinischen Studien von Volek und Phinney, u. a. in der im Jahr 2008 durchgeführten Studie an 322 übergewichtigen Israelis (vgl. [S33], [S34]). Diese 322 Männer wurden in drei Gruppen aufgeteilt:

- Eine Gruppe mit einer Diät mit wenig Fett.
- Eine Gruppe mit einer Diät mit wenig Kohlenhydraten und reich an gesättigten Fetten (genetisch korrekt).
- Eine Gruppe mit einer mediterranen Diät.

Das Ergebnis dieser Studie war eindeutig. Die Diät mit wenig Fett hat am wenigsten Erfolg gebracht beim Thema Gewichtsabnahme und Blutwerte.

Das beste Ergebnis lieferte die Gruppe, die sich mit wenigen Kohlenhydraten (LCHF) ernährte. Sie war die einzige Gruppe, in der alle 11 Entzündungswerte gefallen sind, sich die Werte für Cholesterin (Triglyceride und HDL) stark verbessert haben und die größte Gewichtsabnahme zu verzeichnen war. Das sind die wahren Risikofaktoren für eine KHK.

Zusammenfassung zu Cholesterin

- Die Messung des Gesamtcholesterins bis 600 mg/dL wie auch LDL (einige Menschen bekommen diese Werte nach einer Umstellung auf eine ketogene Ernährung) hat keine Aussagekraft zur KHK. Ausnahmen sind sehr seltene bzw. angeborene Stoffwechselstörungen mit deutlich zu hohen Cholesterinwerten von über 300 mg/dL bei einer noch „normalen" kohlenhydratreichen Kost. Hier sind dann auch die Insulin- und Triglyceridwerte sehr hoch.
- HDL muss hoch sein. Hohe HDL-Werte reduzieren das Risiko von KHK.
- Triglyceride sollten niedrig sein. Sie korrelieren sehr gut mit KHK. Triglyceride steigen vor allem durch den Verzehr von Zucker und Kohlenhydraten. Und sie ahnen es: Sie fallen mit der genetisch korrekten Kost (vgl. [S35], [S34]).
- HDL steigt und Triglyceride fallen mit einer Ernährung reich an gesättigten Fetten in Verbindung mit Low Carb.
- HDL fällt bei einer Ernährung reich an Kohlenhydraten, arm an gesättigten Fetten (aktuelle Empfehlung der DGE und in Amerika der FDA).
- HDL wird reduziert durch Endotoxine (vgl. [16], Seite 125), d. h. durch eine schlechte Darmflora.
- Ein guter **Messwert für KHK** ist der Quotient:

  Triglyceride / HDL

  Dieser Quotient sollte einen Wert kleiner oder gleich eins haben (vgl. [S73]). **Bitte regelmäßig per Blutanalyse messen**! Nach der Umstellung auf LC mit vielen tierischen Fetten liegt der Wert bei mir und meiner Frau bei 0,5 (40 mg / 80 mg).

- Die Blutfettwerte LDL, HDL, Gesamtcholesterin und Triglyceride können per Blutanalyse bestimmt werden.
- LDL wird in der Regel nicht gemessen, sondern nur berechnet.
- Sie brauchen keine Angst vor Eiern haben. Im Gegenteil, man sollte mindestens 2-4 am Tag zu sich nehmen, wenn man die Kost umstellt auf genetisch korrekt. Das entlastet die Leber bei der Herstellung von Cholesterin. Eier liefern zudem sehr gut verwertbares Eiweiß.
- Die drei wichtigen Messwerte für gesunde Gefäße sind **Triglyceride, Insulin und HDL** (vgl. [49]).
- Hohe **Insulinwerte** korrelieren stark mit KHK (vgl. [S154])

Ich frage Sie an dieser Stelle: Ist es nicht vollkommen logisch, sich genetisch korrekt und mit reichlich gesättigten Fettsäuren (aus tierischer Quelle) zu ernähren? So haben wir uns **3 Millionen Jahre** lang ernährt. Es gab keine Chemiewerke, die aus Pflanzen Öle gewannen. Öle, die nicht haltbar sind und erst einmal chemisch weiterverarbeitet werden müssen, damit sie überhaupt „schmecken“ und einigermaßen haltbar sind.

Was man jetzt noch wissen muss: Die **Pflanzenölindustrie** hat die maßgeblichen Vereine (wie z. B. die amerikanische Herzvereinigung AHA) großzügig **finanziell „unterstützt“** bei der Suche nach den Gründen für KHK.

Und jetzt?

Ich kann nicht verstehen, dass sich im Jahr 2021, trotz Studienlage, kaum etwas geändert hat. **Die Empfehlungen der AHA und DGE bleiben nach meiner Einschätzung zurück auf einem Niveau von 1960 und beruhen auf einer inzwischen widerlegten epidemiologischen Studie, die in allen klinischen Interventionsstudien widerlegt wurde!** Das ist falsch und meiner Meinung nach sogar grob fahrlässig. Insbesondere die DGE, die 90 % staatlich finanziert ist, sollte sich hier endlich der Wissenschaft zuwenden und die Studienlage zur Kenntnis nehmen:

A. Keys lag falsch mit seiner schlichten (und von der Zuckerindustrie

wohlwollend unterstützten) Idee: Fett führt zur KHK. Es sind die Kohlenhydrate! Und ganz voran der Zucker außerhalb der Frucht!

Im Laufe meiner Recherchen lässt mich der Eindruck nicht los, dass A. Keys selbstverliebt gegenüber seiner eigenen Idee war. So hat er widersprüchliche Studienergebnisse ignoriert, anstatt, wie es in der Wissenschaft üblich sein sollte, seine eigene Idee zu hinterfragen. Für mich ist dies ein **Verbrechen an der Menschheit** und an der guten Arbeit der Wissenschaftler, die sich über diesen Zeitraum gegen den Mainstream gestemmt haben, um den wahren Grund für die KHK zu erforschen. Und das ohne Unterstützung dieser Vereinigungen! Diese Forscher wurden nicht nur nicht unterstützt, nein, sie wurden auch heftig attackiert und z. T. als Scharlatane abgetan. Hier zu nennen sind vor allem Robert Atkins und John Yudkin. Aber auch Stephen Phinney, Robert Lustig wie auch Ulrich Strunz. Tim Noakes sollte sogar im Jahr 2017 vor Gericht seine Zulassung als Arzt verlieren, da er die im Buch beschriebene Ernährungsweise empfiehlt. Er hat den Prozess jedoch in allen Punkten gewonnen, da die Wissenschaft auf der Seite von Low Carb steht.

Und es gibt weiter Hoffnung, da nun – wie oben beschrieben – erste Fachzeitschriften wie das JACC von der wissenschaftlich nicht haltbaren Warnung vor gesättigten Fetten komplett abkehren und diese wieder vollumfänglich empfehlen, wie in der Stude von Arne Astrup (vgl. [S172]).

Anekdoten

- Seit **1863** weiß man, dass eine Ernährung mit wenig Kohlenhydrate funktioniert. Ein englischer Bestatter namens William Banting hatte diese Ernährungsweise von seinem Arzt empfohlen bekommen. Banting war übergewichtig und litt an vielen uns heute bekannten Erkrankungen. Sein Arzt hatte beobachtet, dass in Frankreich Kohlenhydrate zur Mast verwendet werden. Er folgerte, dass das Weglassen dieser zum Abnehmen führen würde. Banting nahm 25 Kilo ab und erfreute sich bester Gesundheit. Daraufhin schrieb er ein Buch, welches die heute weit diskutierte, weil wirksame, Ernährung mit wenig Kohlenhydraten (LCHF) oder einfacher, die genetisch korrekte Form der Ernährung, beschreibt.
- Italienische Männer essen 1990 - verglichen mit 1960 - **10 mal mehr Fleisch**. Herzerkrankungen hingegen sind gefallen und sie werden im Durchschnitt 10 cm größer.
- 1970 fragte ein amerikanischer Gegenspieler von A. Keys: „Wieso soll man die amerikanische Ernährungsweise ändern, wo die amerikanischen Männer zu den größten und gesündesten der Welt gehören?“ Die Antwort der Regierung von damals war: „Was soll schon passieren...“.
- Gary Taubes (wissenschaftlicher Journalist) wurde nach seiner Rede vor tausenden von Ernährungswissenschaftlern gefragt: „Darf man Sie fragen, ob in Ihrer Rede die ganze Zeit der Unterton mitschwingt, dass Sie meinen, wir wären alles Idioten?“. Er schrieb anschließend in seinem Blog: „Eine sehr berechtigte Frage.“
- Nina Teichholz hat 2015 eine Veröffentlichung im BMJ (British Medical Journal) durchbekommen, aus der hervorgeht, dass die aktuellen Empfehlungen zur Ernährung **keine wissenschaftliche Grundlage** haben (vgl. [S26]).

Funktionen von Cholesterin

Zum Abschluss noch ein paar wichtige Funktionen von Cholesterin im menschlichen Körper. Ohne Cholesterin würden wir sehr bald sterben:

Alles zum Thema Cholesterin

- Cholesterin ist Bestandteil aller Zellmembranen.
- Cholesterin wird benötigt bei der Reparatur von Gefäßen.
- Aus Cholesterin wird Gallensäure gebildet.
- Aus Cholesterin werden u. a. folgende Hormone gebildet: Testosteron, Östradiol und Progesteron sowie Cortisol und Aldosteron. Wenn Sie einen Mangel an Testosteron haben, dann könnte es sein, dass Sie zu wenig Cholesterin zu sich nehmen.
- Cholesterin ist sehr wichtig für das Gehirn (vgl. [17]).
- Cholesterin wirkt als Antioxidans, weshalb es bei Sport und/oder einer Schwermetallbelastung steigt (vgl. [4], Seite 298).
- Cholesterin ist die Basis zur Bildung von Vitamin D.
- Zu niedrige Cholesterinwerte (unter 180 mg/dl) erhöhen das Risiko, einen Schlaganfall zu bekommen (vgl. [S25]).
- Zu niedrige Cholesterinwerte (unter 190 mg/dl) erhöhen das Risiko für Dickdarmkrebs (vgl. [S24], [16], Seite 94).
- Der Mensch bildet täglich ca. 1400 mg Cholesterin in der Leber. Ja, der Wert wird kleiner, wenn man kein Fett isst. Dann geht auch der Wert für LDL runter. Aber das macht überhaupt keinen Sinn! Es ist der falsche Messwert, wie ich hier in diesem Kapitel hoffentlich ausführlich dargestellt habe.

Jason Fung sagt in einem Interview abschließend zum Thema Cholesterin: „Cholesterin zu senken ist ungefähr so sinnvoll wie Krankenwagen zu verbieten. Denn es ist offensichtlich, dass Krankenwagen und Unfälle eng zusammengehören, da man sie immer an Unfallorten sieht.“

Notizen

"

Sie können nicht
gegen eine schlechte
Ernährung ankommen.

— Aseem Malhorta

Kapitel 7 Das Risiko zu vieler Kohlenhydrate

In diesem Kapitel fasse ich die Gefahren einer kohlenhydratreichen/-lastigen Ernährung, so wie sie leider im Jahr 2021 noch immer von der DGE (Deutsche Gesellschaft für Ernährung) wie auch von führenden amerikanischen Instituten empfohlen wird, zusammen. Doch zunächst möchte ich die Unterschiede der verschiedenen Kohlenhydrate darlegen:

Kohlenhydrate sind nicht gleich Kohlenhydrate

Warum ist es so wichtig zu wissen, dass es unterschiedliche Arten von Kohlenhydraten gibt? Leider verstoffwechselt der Körper verschiedene Arten von Kohlenhydraten vollkommen unterschiedlich.

Einfacher ausgedrückt: Es gibt „gute" Kohlenhydrate (Glukose) und „schlechte" (Fruktose). Glukose wird völlig anders vom Menschen im Stoffwechsel verarbeitet als Fruktose. Oder man muss es aus der Sicht der Evolution mit einem anderen Blickwinkel betrachten: Diese beiden Formen hatten vollkommen andere Aufgaben. Glukose versorgt uns Menschen mit Energie für Spitzenleistungen. Das ist gewollt und gesund. Fruktose innerhalb der Frucht wird komplett als Fett eingelagert. Für den anstehenden Winter, wenn Nahrung knapp wird. Auch das war absolut sinnvoll und der oxidative Schaden der Fruktose war verkraftbar. Doch dann kam die Erfindung der Zuckergewinnung aus der Zuckerrübe durch Franz Achard. Jetzt war der Zucker außerhalb der Frucht, ohne Vitamine und Ballaststoffe. Denn (Haushalts-)Zucker besteht zu ca. 50 % aus Glukose und zu 50 % aus Fruktose. Und es ist dabei egal, ob es weißer Zucker, Rohrzucker oder Kokosblütenzucker ist. Einzig Traubenzucker stellt reine Glukose dar und bietet sich ggf. für Sportdrinks an.

Doch warum ist das so?

Glukose

Glukose geht über Darm und Leber ins Blut und wird durch die Ausschüttung des Insulins in die Zellen geleitet. Dort verstoffwechseln die Mitochondrien die Glukose, sobald Energie benötigt wird. Besitzt der Mensch mehr Muskeln und in den Muskeln mehr Mitochondrien, kann er darin eine größere Menge Glukose speichern als ein gleich schwerer Mensch mit mehr Fettmasse, dafür weniger Muskeln.

Dies ist mit ein Grund für eine zunehmende Insulinresistenz bei Menschen mit mehr Fettanteil. Es braucht mehr Insulin, um die gleiche Menge Glukose in die geringere Anzahl an Muskelzellen einzuschleusen. Insulin macht aber noch mehr: Es schleust aktiv Fett in die Zellen und verschließt die Zellen, solange der Blutzuckerspiegel hoch ist. Das ist der startende Teufelskreis der Fettleibigkeit, gestartet durch eine zu hohe Aufnahme von Kohlenhydraten. Wenn der Mensch mit jeder Mahlzeit und zwischen den Mahlzeiten Kohlenhydrate konsumiert, so verbrennt der Körper weniger Fett und trainiert es sich durch den Abbau von Mitochondrien tatsächlich ab. D. h. der Körper ist nicht mehr so leicht in der Lage, vermehrt Fett zu verbrennen, da er dafür mehr Mitochondrien benötigt. Dazu später mehr.

Erschwerend hinzu kommt, dass der Mensch den Überschuss an Glukose in Fett umwandelt. Das wird in einem folgenden Kapitel ausführlich erklärt. Doch eine viel größere Gefahr stellt Fruktose dar:

Fruktose

Ganz anders erfolgt die Verstoffwechselung der Fruktose: Sie wird von der Leber direkt zu Fett umgewandelt (vgl. [vgl. [S169]). Dies führt somit nicht zu einem Anstieg des Insulinspiegels.

Kleine Einschränkung: Im Februar 2018 ist eine interessante Studie herausgekommen, wonach Fruktose in einem gewissen niedrigen Umfang im Dünndarm in Glukose umgewandelt werden kann (vgl. [S28]). Damit stellt die Fruktose aus heimischen Früchten, verzehrt im normalen Rahmen, keine Gefahr dar. Gefährlich ist die Fruktose außerhalb der Frucht, vor allem in Getränken.

Da die Fruktose in den leider alltäglich konsumierten Mengen nur in der

Leber abgebaut wird, bezeichnet Robert Lustig sie auch als **Gift** (vgl. [3]). Das **Gegengift** sind Ballaststoffe, wie sie in Früchten und vor allem in Gemüse vorkommen. Außerhalb der Frucht, in Form von Zucker (50 % Fruktose), kann man Fruktose absolut als Gift betrachten.

Genetischer Hintergrund dieser Verstoffwechselung der Fruktose zu Fett in der Leber dürfte das Anlegen von Winterspeck durch das Essen reifer Früchte sein. Man muss auch feststellen, dass die Früchte erst durch uns Menschen hin zu mehr Zucker und somit zu mehr Fruktose gezüchtet wurden. Die Früchte, die der Steinzeitmensch gegessen hat, beinhalteten lange nicht so viel Fruktose wie heutige süße Früchte.

Heutzutage besteht jedoch die große Gefahr, aufgrund dieses Stoffwechsels, eine nicht alkoholische Fettleber zu bekommen (vgl. [S11], [vgl. [S169]). Wie heißt es so schön: Die Leber wächst mit ihren Aufgaben. Bei der Fruktose (und beim Alkohol) ist exakt das der Fall. Die Gefahr liegt jedoch nicht in zu vielen Früchten, sondern in Obstsäften und Brausegetränken aller Art, da dort der (ggf. natürliche) Zucker ohne Ballaststoffe in hohen Mengen enthalten ist. Zudem führen diese ggf. hohen Mengen an Fruktose zu Blähungen, da ein gesunder Darm über den Tag nur ca. 40 g Fruktose (80 g Zucker) aufnehmen kann (vgl. [30]). Der Rest wandert in den Dickdarm, wo er (wie Traubensaft beim Wein) vergärt und wo sich u. a. Alkohol und Kohlendioxid (Blähungen) bilden.

Zudem führt die Verstoffwechselung von Fruktose u. a. zu einer Blockade des Sättigungsbotenstoffes Leptin (vgl. [3], vgl. [53], Seite 76). Dies wiederum führt dazu, dass man mehr Essen zu sich nimmt, als nötig wäre.

Ein Beispiel: 500 ml frisch gepresster Orangensaft besitzt bereits 14 g Fruktose und 13 g Glukose. Die Glukose ist ok, Fruktose ist bereits das Maximum, welches wir mit einer Mahlzeit aufnehmen können. Ein Orangensaft hingegen, der mit Konzentrat hergestellt wurde, beinhaltet 45 g Zucker auf 500 ml. Das wären schon 22,5 g Fruktose und damit für eine Mahlzeit mehr als der Dünndarm aufnehmen kann. Die falschen Bakterien im Dickdarm freuen sich auf die Gärung.

Das Gefährlichste ist aber, dass **Fruktose zu Insulinresistenz** führt (vgl. [S69]). Glukose in dieser Studie nicht.

Noch ein Wort zu Kohlenhydraten

Die „guten“, weil komplexen Kohlenhydrate, vornehmlich aus Gemüse bzw. Wurzelgemüse beinhalten viele sekundäre Pflanzenstoffe, Ballaststoffe und Spurenelemente. Daher sollte man die auf jeden Fall täglich essen. Stellen Sie sich genau aus diesen Kohlenhydraten die 50-150 g, die man als gesunder Mensch täglich aufnehmen sollte, zusammen.

Die Maillard-Reaktion (1912)

Im Jahr 1912 hat der französische Biochemiker herausgefunden, dass Proteine und Fettsäuren leichter oxidieren, wenn sich Kohlenhydrate an diese gebunden haben (vgl. [17], Seite 126). Und dieser Ablauf der sogenannten Maillard-Reaktion verläuft genau dann ab, wenn Glukose oder schlimmer Fruktose im Blut in einer ungewohnten Menge vorhanden sind.

Doch warum ist das so?

Unsere Zellwände der ca. 10 Billionen Zellen im menschlichen Körper bestehen aus Fettsäuren, in der Regel aus ungesättigten Fettsäuren. Nur im Notfall nimmt der Körper gesättigte Fettsäuren. Die Zellwände können nun leichter oxidieren, wenn es zur sogenannten Maillard-Reaktion gekommen ist, aber: Keine erhöhten Kohlenhydrate im Blut, wenig Maillard-Reaktion, kein leichteres Oxidieren der Zellwände.

Das kann man anhand der Blutwerte „oxidiertes LDL“, HbA1c, AGE und MDA-LDL messen. Durch das Oxidieren der Zellwände entstehen Schäden, die der Körper ständig reparieren muss. Die Zellwände sind in ihrer Qualität geschwächt.

Fruktose erhöht die Maillard-Reaktion um das sieben- bis zehnfache (vgl. [17], Seite 128): Somit Finger weg von Zucker und Derivaten wie Fruktose-Glukosesirup, Limonaden und Fruchtsaftgetränken jeglicher Art. Obst ist in geringen Mengen akzeptabel, da Obst Ballaststoffe enthält, die zu einer geringeren Aufnahme von Fruktose führen.

Das Abbauprodukt **Methylglyoxal**, das beim Abbau von **Fruktose** (also Zucker) anfällt, erhöht die Maillard-Reaktion um das **250-fache** (vgl. [S12]).

Somit sollte man nur wenig Obst essen, auch wenn Obst Ballaststoffe mitliefert. Beeren sind vorzuziehen, denn sie enthalten wenig Fruktose. Neben der Maillard-Reaktion gibt es auch die Dysbiose, die durch Fruktose mit ausgelöst werden kann.

In der Studie von Reinhard Schinzel wird dieser biochemische Ablauf empirisch aufgezeigt: Die Vegetarier in der Studie hatten einen höheren Wert für AGE (Advanced glycation end products) im Vergleich zu Omnivoren. Erklärt wird das durch den höheren Verzehr von Fruktose (vgl. [S181]). Man hatte es anders herum erwartet, da durch die Zubereitung von Fleisch AGE entstehen. Hier erkennt man die Wirkung von Fruktose.

Was macht Zucker im Körper?

Wir sind es aufgrund unser genetischen Herkunft nicht gewohnt, jeden Tag pfundweise Zucker, außerhalb der Frucht, aufzunehmen. Sie glauben nicht, dass wir pfundweise Zucker als eine Form der Kohlenhydrate zu uns nehmen? Dann schauen Sie sich bitte einmal die aktuellen Statistiken zum Thema an; und vor allem, wo überall Zucker versteckt wird (Limonade, sogenannte Fruchtsäfte, Joghurt, aber auch im Fleisch, Brot und vor allem in fettarmen Fertigessen als Geschmacksverstärker).

Was genau wird durch eine zu hohe Kohlenhydrataufnahme, insbesondere in Form von Zucker, ausgelöst?

- Fettsäuren im Körper können **leichter oxidieren** (siehe vorangegangenes Unterkapitel Maillard-Reaktion). Durch Fruktose läuft diese Oxidation zudem siebenmal stärker ab als durch Glukose (vgl. [3], Seite 161).
- Beim Abbau von Fruktose entsteht **Methylglyoxal**. Dieser toxische Metabolit führt **250-mal stärker** zur Maillard-Reaktion (vgl. [S12]).
- 50 % des Zuckers, nämlich der Fruktoseanteil, führt zur Vergrößerung der Leber und zur **Fettleber**, ganz ohne Alkohol (vgl. [3], Seite 129, vgl. [S169], [S11]).
- Zucker führt zu einer starken Anregung der Nebenniere, diese produziert ggf. **300-400 % mehr Hormone**, was irgendwann zur

Nebennierenerschöpfung führt (vgl. [3], Seite 115).

- Zucker übt einen sogenannten **osmotischen Druck** aus. Das ist der Effekt, wenn Salz auf Gemüse gestreut wird. Sie können zusehen, wie sich Wasser „bildet“. Dieser osmotische Druck reizt die Magenschleimhaut (siehe [3], Seite 164).
- Zucker führt zur stärkeren Bildung von Magensäure, was die Gefahr erhöht, **Zwölffingerdarmgeschwüre** zu bekommen (vgl. [3]).
- Zucker belastet die Nieren und verursacht **Bluthochdruck** (vgl. [S78]).
- Durch hohe Insulinspiegel kommt es zu **Wassereinlagerungen** (vgl. [34], Seite 189) und geschwollenen Gelenken.
- **Ein Zuviel an Glukose wird in Fett** bzw. Triglyceride umgewandelt (vgl. [5], Seite 141, vgl. [53], Seite 27). Dass dem so ist, weiß man bereits seit **1959** (vgl. [S128]). Es ist fast unglaublich, dass das Ergebnis dieser Studie nicht durch die Presse ging.
- Die erhöhte Bildung von Triglyceriden führt dazu, dass **Leptin** (Sättigungshormon) im Gehirn **unterdrückt** wird (vgl. [S74], vgl. [53], Seite 76).
- Es wird kein Fett mehr verbrannt. Der Körper will zunächst die Glukose aus dem Blut abbauen (vgl. [5]).
- Die Aufnahme von **100 g Zucker** (ca. ein Liter Cola oder Orangensaft) führt dazu, dass die weißen Blutkörperchen um 40 % weniger reagieren (vgl. [S79]). Die Autoren der Studie schreiben, dass man so sein **Immunsystem für 4-5 Stunden ausschaltet**.
- Der Mensch entwickelt u. U. eine zunehmende **Insulinresistenz** (siehe folgendes Kapitel); das ist eine Vorstufe der Diabetes Typ-2 (vgl. [S74]). D. h. verschiedene Muskeln und Organe werden mehr und mehr insulinresistent.
- Ständig hohe Insulinwerte sind ein Risiko für **Osteoporose**. Insulin erhöht die Ausscheidung von Calcium über die Nieren (vgl. [23], Seite 50).

Das Risiko zu vieler Kohlenhydrate

- Der Cholesterinspiegel und vor allem die **Triglyceride** steigen an (vgl. [3], Seite 132 und 148). Triglyceride korrelieren stark mit dem gefährlichen kleinen LDL und sind ein starker Marker für KHK (vgl. [S73]). Triglyceride korrelieren zudem stark mit zu viel konsumierten Kohlenhydraten, vor allem Zucker.
- **LDL** steigt durch den Verzehr von Kohlenhydraten und Zucker (vgl. [S76]).
- Die Bildung von **Gallensteinen** wird begünstigt (vgl. [3]).
- Es drohen Krebs, Autoimmunerkrankungen und Diabetes (vgl. [3], Seite 152).
- Es droht eine koronare **Herzerkrankung** (vgl. [3], Seite 125, [S154], [S155], [65], Seite 89).
- Das komplexe Hormon HGH wird vom Körper nur gebildet, wenn der Blutzuckerspiegel niedrig ist (vgl. [61], Seite 76).
- Der Körper nimmt bei gleichzeitiger Aufnahme von Eiweiß und Zucker weniger Eiweiß auf, d. h. die **Eiweißaufnahme sinkt** (vgl. [3], Seite 153).
- Ein hoher Glukosespiegel führt dazu, dass **weniger Vitamin C** von den Zellen aufgenommen wird (vgl. [S75], vgl. [S79]).
- Das **Gehirn schrumpft** schneller bei hohen Blutzuckerspiegeln (vgl. [17], Seite 41).
- Durch einen hohen Konsum von Zucker kommt es leicht zu einer **Dysbiose** (Ungleichgewicht der Darmbakterienstämme) im Darm und somit zu Verdauungsstörungen aufgrund von Fäulnis (vgl. [25], [24]).
- Durch hohe Insulinspiegel wird Gelenkknorpel stärker abgebaut. Es entsteht Athrose (vgl. [S174]).

Insulin und Insulinresistenz

Warum sind ein stabiler Glukosespiegel und ein niedriger Insulinspiegel wichtig für das generelle Wohlbefinden? Dazu gibt es einige sehr einfache wissenschaftliche Gründe.

Aus eigener Erfahrung kann ich sagen: Seit der Umstellung auf „genetisch korrekte Kost“ kann ich problemlos Mahlzeiten um Stunden verschieben. Der Hunger kommt ganz sanft, auf Samtpfoten. Ich bekomme bei Hunger keine Kopfschmerzen mehr und meine Laune geht nicht in den Keller, nur weil ich nicht exakt 12.00 Uhr mein Mittagessen habe. Ich habe morgens, nach dem Aufstehen, auch keinen Hunger. Durch den niedrigen Insulinspiegel läuft meine Fettverbrennung sehr gut und durch die nicht mehr auftretenden Blutzuckerschwankungen entsteht kein Hungergefühl.

Denn Insulin hat einen weiteren negativen Effekt: Es sperrt das Fett weg und man wird kaum abnehmen. Der Körper verstoffwechselt die Kohlenhydrate vor den Fettsäuren (vgl. [5], Seite 132), d. h. man kann bei regelmäßigem Verzehr von Kohlenhydraten schlecht abnehmen. Das hat schon Robert Atkins 1971 festgestellt und wurde verlacht. Er hatte aber Recht. Heute lacht keiner mehr, der sich mit dem Thema ernsthaft beschäftigt. Alle Diäten, die funktionieren, basieren auf dem Wissen, dass man Kohlenhydrate weglassen bzw. stark reduzieren muss, um einen anhaltenden Erfolg zu erzielen. Zudem wird häufig die Eiweißmenge erhöht, da Eiweiß sehr sättigend wirkt (vgl. [71],).

Ob man bereits in einen bedenklichen Bereich der Insulinresistenz gerutscht ist, kann man gut an den folgenden Blutwerten kontrollieren lassen (vgl. [53], Seite 112f). Wer das Thema vertiefen möchte, vor allem auch alle Gefahren von hohem Insulin kennen möchte, dem empfehle ich mein Buch „Der Fastenkompass“. (vgl. [49]).

Blutanalyse Insulinresistenz

Hier kurz die Blutanalyse für Sie, um die Gefahr abzuschätzen, ob Sie bereits eine Insulinresistenz entwickelt haben:

- **Insulin** (sollte unter 5 µIE/ml, besser unter 3 µIE/ml liegen)
- LDH 1-5 (Lactatdehydrogenase, differenziert noch Isoenzymen)
- HbA1C ist ein guter Wert, um die Zucker(über)belastung der letzten Wochen zu prüfen.
- Nüchternzucker (normal: 3,9 bis 5,5 mmol/l)
- Blutzucker sollte 2 Stunden nach einer kohlenhydratreichen Kost wieder unter 7,8 mmol/l liegen. Nüchtern unter 5,2 mmol/l.
- Laktat
- Pyruvat
- Gamma-GT (sollte kleiner 20 sein)
- GLDH
- Triglyceride (sollten unter 50 mg/dl liegen)
- HDL (sollte über 70 mg/dl liegen)

Dazu kann man auch mal zu Hause den Blutzucker direkt nach einer kohlenhydratreichen Kost messen (bis 8,9 mmol/l ist normal). Alle anderen Werte müssen leider im Labor bzw. beim Hausarzt **nüchtern** gemessen werden.

Angeborene Insulinresistenz

Es gibt beim Thema Insulin noch einen interessanten Aspekt. Tim Noakes hat eine Theorie, nach der Menschen eine angeborene Insulinresistenz der Muskeln besitzen. Das merkt man nur, wenn Insulin, am besten im Rahmen des Glukosetoleranztests, gemessen wird. In der Studie [S80] wird gezeigt, wie sich das auswirkt. Dort hat man bei 400 freiwilligen, gesunden, jungen und schlanken Menschen diesen Test gemacht. 12 waren insulinresistent und hatten, vollkommen unbemerkt, bei der Aufnahme von Glukose einen doppelt so hohen Insulinwert wie die gesunde Kontrollgruppe. Danach hat man gewisse Blutparameter nach dem Essen beobachtet und mit der Kontrollgruppe verglichen. Die Gruppe mit Insulinresistenz hat nicht nur einen höheren Insulinwert, sondern auch wesentlich höhere Werte für Triglyceride, da die Leber viel stärker Lipogenese betreibt.

Das erklärt Fälle, bei denen extrem sportliche Menschen Diabetes Typ-2, eine Fettleber oder einen Herzinfarkt bekommen. Das liegt an der hohen Aufnahme von Kohlenhydraten, die bei diesen Menschen zu hohen Blutfettwerten führen. Die Glukose wird nicht mehr in den Muskeln aufgenommen und der Körper versucht verzweifelt, sich mit immer höheren Dosen von Insulin zu helfen. Gleichzeitig dazu konsumiertes Fett muss zusätzlich in den Fettzellen eingelagert werden, wie auch die zu Fett umgebaute Fruktose.

Was beim Thema Insulinresistenz u. U. mit hinein spielt ist ein schlechter Wert für Chrom im Körper. Leider wurde bei der zitierten Studie nicht auf Chrom hin untersucht. Sie sollten, sofern Sie einen erhöhten Insulinspiegel aufweisen, auf jeden Fall Chrom im Blut prüfen lassen und dann substituieren, wenn der Wert niedrig ist.

Insulinresistenz und Herzerkrankung

In der Studie von Ronald Garcia wurden die Risikofaktoren für einen erneuten Herzinfarkt bestimmt. Dabei wurden 295 Personen über sechs Jahre begleitet. Als Ergebnis fanden sich folgende Faktoren:

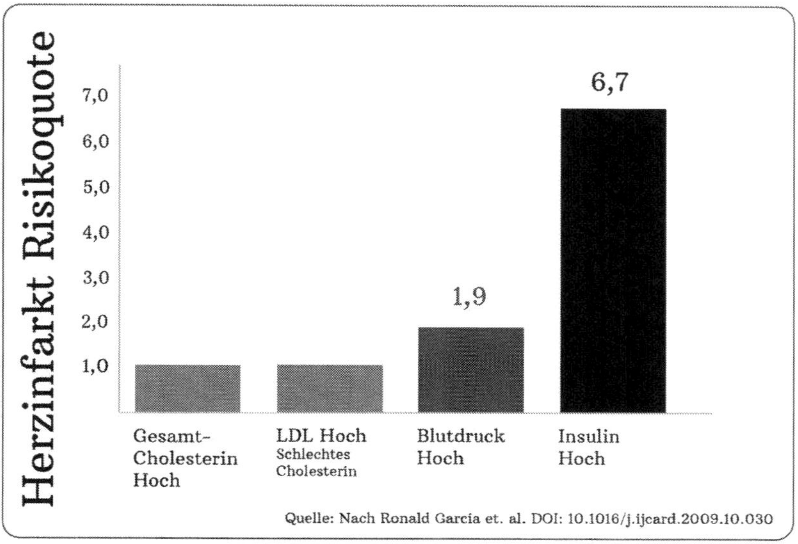

Hohes Insulin wurde dabei mit dem Faktor 6,7 als Risikofaktor gefunden (vgl. [S154]). Das bedeutet eine 670 % höhere Wahrscheinlichkeit, einen erneuten Infarkt zu bekommen, wenn Sie einen erhöhten Insulinspiegel haben. Dieser Fund wurde in einer 2019 durchgeführten Studie von Anirudh Kumar (vgl. [S155]) bestätigt.

Blutfette selbst gemacht

Die einfachen Kohlenhydrate aus Getreidemehl, Reis, Zucker und anderen stärkereichen Mehlen außerhalb der Pflanze korrelieren stark mit einer höheren Sterblichkeit, Herz- und Gefäßerkrankung (KHK) sowie einem Schlaganfall und Tod durch einen Schlaganfall (vgl. [S9], [S168]). Doch wie kommt das und wieso werden die Menschen so dick, obwohl sie doch –

statistisch betrachtet – sogar das gesättigte Fett in der Nahrung stark reduziert haben. Nun ja, dass Fett bildet der Körper selber, wenn er einen Überschuss an Kohlenhydraten hat und diese nicht in Muskeln geschleust bekommt. Das bedeutet: Wenn Sie zu viele einfache Kohlenhydrate in Form von Brot, Müsli, Reis, Nudeln, Kartoffeln oder schlimmer Säfte bzw. Getränke zu sich nehmen, bilden Sie daraus Fett (vgl. [65], Seite 109).

Doch hier kommt ein weiterer Aspekt ins Spiel. Lange Zeit war man davon ausgegangen, dass der Mensch aus dem Zucker die gesättigte Fettsäure Palmitinsäure herstellt und einlagert. Doch Stephen Phinney hat in einer Studie ganz andere Ergebnisse erhalten (vgl. [S159]). In der Studie wurde einer Gruppe von Frauen über 4 Monate das Essen vorgegeben. Man hat dabei den Fettanteil der Nahrung Stück für Stück von 31% auf 15% reduziert. Erhöhrt wurde der Anteil an Kohlenhydrate durch Getreide. Also extra kein Zucker.

Die Beobachtung in dieser Studie ist, dass die Triglyceridwerte langsam aber stetig stiegen. Doch vor allem stieg eine Fettsäure namens Palmitoleinsäure (POA), eine einfach ungesättigte Fettsäure, die wir auch bilden können. In der Studie von Aarsland und Wolf wurden fünf gesunde Menschen mit hohen Mengen Kohlenhydraten absichtlich gemästet (vgl. [S160]). In der Studie wurde gezeigt, dass die Palmitoleinsäure im Körper hergestellt wird.

Phinney fand zudem auch in Gewebeproben erhöhte Mengen von Palmitoleinsäure. Es ist somit nicht nur der Blutspiegel gestiegen. Doch was ist so schlimm an Palmitoleinsäure? Höhere Serumsspiegel von Palmitoleinsäure gehen einher mit einem höheren Risiko, an Diabetes Typ-2 zu erkranken (vgl. [S161], [S162]).

Zudem fand der Forscher Gerald Reaven bereits 1966 heraus, dass der Verzehr von Kohlenhydraten den Wert Triglyceride im Blut stark ansteigen lässt (vgl. [S163]). Dazu fand Margaret Albrink heraus, dass die Menge an Triglyceriden wesentlich besser mit KHK korreliert, als der Cholesterinwert an sich (vgl. [S164]).

Diese Studien im Zusammenghang gesehen zeigen direkt auf, dass ein hoher Konsum von Kohlenhydraten einhergeht mit erhöhten Werten von Triglyceriden und Palmitoleinsäure. Beides geht einher mit einem höheren Risiko, an Diabetes Typ-2 zu erkranken, insulinresistent zu werden und somit an den Gefäßen zu erkranken.

Warum trifft es nicht jeden?

Wir Menschen haben unterschiedliche Gene. Und somit können wir unterschiedlich gut mit Kohlenhydraten, Gluten oder Umweltgiften umgehen. Bezüglich Kohlehydrate und Insulinausstoß rufen Sie sich die Studie an den 400 freiwilligen Studenten wieder in Erinnerung (vgl. [S80]). Wie unterschiedlich die Reaktion auf Glukose ausfallen kann. Und ich führe es auch in meinem Buch „Der Fastenkompass“ aus:

Für Sie ist Ihr persönlicher Insulinspiegel auschlaggebend, was für Sie eine gesunde Menge an Kohlenhydraten bedeutet.

Damit steht und fällt Ihr Gesundheitszustand für fast alle Krankheiten der modernen Gesellschaft.

Fettleber

Im Zusammenhang mit Insulinresistenz möchte ich das Thema Fettleber beschreiben. Eine Fettleber ist eine ernste Erkrankung und tritt häufig auf, bevor jemand eine Diabetes Typ-2-Diagnose bekommt.

Das Hauptproblem der insulinresistenten Fettleber ist, dass die Leber ständig Glukoneogenese betreibt, somit den **Blutzuckerspiegel erhöht,** obwohl der Blutzuckerspiegel hoch ist. Das passiert, da die Leber nicht mehr auf Insulin reagiert (vgl. [23], Seite 190). Sie verhält sich so, als wäre man in Ketose und Glukagon wäre hoch.

Was die Fettleber so **gefährlich** macht, ist die Tatsache, dass eine Fettleber nach Lyn Patrick nicht mehr in der Lage ist, die Entgiftungsenzyme Glutathionperoxidase und Superoxid-Dismutase zu bilden (vgl. [50]). Daher ist man mit einer Fettleber wesentlich anfälliger für oxidativen Stress und für alle mit der Nahrung aufgenommenen Schwermetalle und Gifte. Eine Fettleber ist verarmt an antioxidativen Substanzen.

Durch Paul Mason habe ich gelernt, dass eine Fettleber das Enzym Metalloprotease hochregelt, welches die Proteinmatrix des Gelenkknorpels abbaut (vgl. [S174]). Durch die Beseitigung der Fettleber kann eine Athrose zwar nicht umgekehrt werden, aber die Proteinmatrix kann sich wieder stabilisieren und der Schmerz kann verschwinden. Paul Mason berichtet, dass 1/3 seiner Patienten nach der Beseitigung ihrer Fettleber eine OP abmelden.

Denn eine Fettleber ist ein **umkehrbarer Prozess**. Um eine Fettleber möglichst schnell wieder gesund zu bekommen, können Sie folgendes tun:

- Reduzieren Sie Kohlenhydrate auf die genetisch korrekte Menge von maximal 150 g am Tag.
- Meiden Sie Zucker und Alkohol für drei Monate komplett.
- Nehmen Sie drei bis fünf Eier täglich in die genetisch korrekte Ernährung auf, da im Ei die Mikronährstoffe Cholin und Cystein reichlich enthalten sind. In fünf Eiern sind ca. 600 mg Cholin enthalten und man erspart sich so ein weiteres NEM.
- Blaubeeren und Brombeeren regelmäßig essen (Antioxidantien).

Nehmen Sie folgende NEM täglich ein:

- Die Aminosäure L-Methionin zweimal täglich ca. 500 mg.
- Die Aminosäure L-Arginin mit L-Citrullin (vgl. [S81]), da NO den AMPK-Signalweg unterstützt, was die Fettverbrennung verbessert.
- Vitamin E mit 2x400 IE (morgens und abends).
- Melatonin mit 1-3 mg abends, ca. 30 min vor dem Zubettgehen.
- 1-2 g OPC auf mehrere Portionen zum Essen.
- Für 3 Monate ein gutes Probiotikum nehmen. Häufig geht eine Fettleber mit einer Dysbiose einher. Die so entstehenden endogenen Gifte (durch die falschen Bakterien hergestellt) belasten zusätzlich die Leber.
- Ein gutes Bio-Lecithin-Produkt. Lecithin enthält viel Cholin bzw. Phosphatidylcholin, welches der Mensch erst aus Cholin herstellen muss.

Nebennierenüberlastung

John Yudkin hat im Buch „Pure, White and Deadly“ in einem Experiment mit Männern, denen eine zuckerreiche Kost über 14 Tage gegeben wurde, gezeigt, dass die Hormone der Nebenniere um 300-400 % gestiegen sind, hingegen der Nüchterninsulinwert „nur“ um 40 % gestiegen war (vgl. [3], Seite 115).

Yudkin führt jedoch auch aus, dass nicht alle Menschen gleich stark auf Zucker reagieren. Bei Frauen geht die Sensibilität häufig erst mit den Wechseljahren los. Junge Frauen reagieren weniger sensibel auf Zucker.

Zusammenfassung der Risikofaktoren

Wie Sie bis hierhin gelernt haben stellt Zucker in all seinen Formen die große Gefahr dar, vor allem wenn er außerhalb der Frucht in Form von Limonade oder Säften getrunken wird. Wenn Sie insulinresistent sind (vgl. [49]), dann stellen auch normale Mengen an Kohlenhydraten eine Zeit lang eine Gefahr dar. Für den gesunden Menschen ergibt sich jedoch eine gänzlich andere Situation. Sofern Ihre Insulin-, Triglycerid- und HDL-Werte sehr gut sind, so darf man ruhig kohlenhydratreiche Tage einlegen. Die generelle Vorgabe liegt jedoch auch bei gesunden Menschen bei 50 g bis 150 g Kohlehydrate am Tag (vgl. [47]), damit Sie folgende Gefahren meiden:

- hohe Insulinwerte mit einhergehendem Risiko für Gefäßerkrankungen, Herzinfarkt, Krebs und Schlaganfall (vgl. [49]).
- hohe Triglyceridwerte, die zu KHK führen können (vgl. [S163], [S164])
- starke Oxidation von Proteinen und Fetten durch die Maillard-Reaktion aufgrund von Glukosespitzen, Fruktose und Abbauprodukten von Fruktose (vgl. [S12], [S181]).
- die Entstehung einer Fettleber (vgl. [23], [49])
- Diabetes Typ-2 inklusive Folgeerkrankungen
- Diabetes Typ-3 alias Demenz und Alzheimer
- Koronare Herzkrankheit (KHK)
- Krebs
- Schlaganfall
- Arthrose

Notizen

“

Ärzte müssen erkennen und akzeptieren, dass die Frage von Gesundheit und Krankheit sich letztlich nur über unsere Ernährung beantworten lässt.

— Paul Saladino

Kapitel 8 Umstellungsphase

In diesem Kapitel beschreibe ich, was man beachten muss, wenn man sein Leben nach den Vorschlägen in diesem Buch umstellen möchte, weg von übermäßigem Kohlenhydratkonsum, hin zu einer genetisch korrekten Ernährung. Möglicherweise tauchen folgende Fragen auf:

Was soll ich zum Frühstück essen?

Die größte Schwierigkeit beim Umstellen des Essens scheint das Frühstück zu sein. Auch ich habe liebend gern Brot, Brötchen oder Kuchen gefrühstückt. Die Erkenntnis über den Bedarf an Eiweiß motiviert mich, dies für den Rest des Lebens zu ändern.

Was frühstücke ich?

- 4 Eier mit Bacon und selbst gekochten weißen Bohnen mit Olivenöl, Tomatenmark und Möhrennudeln.
- Eine Gemüsepfanne mit Speck und 4 weich gekochte Eier.
- 4 Eier mit Bacon und Obst.
- 4 Eier mit Bacon und eine kleine Portion Kartoffeln.
- 4 Eier mit Bacon und eine halbe Avocado.
- Pilzomelette mit 4 Eiern und Bacon.
- Omelette mit Gemüse.
- Frikadelle (aus Rindfleisch) mit Pilzen.
- Frikadelle (aus Rindfleisch) mit einer großen Portion gebratenen Zwiebeln und Sprossen.
- Frikadelle (aus Rindfleisch) mit roten Bohnen.
- Low Carb-Pfannkuchen (vgl. [15]).
- Pochierte Eier auf Spinat.

Vitamine

Was man unabdingbar zur Umstellung auf genetisch korrekt benötigt, ist ein guter Vitamin-B-Komplex. Das Produkte von *Laneva* mit dem Namen *B-Komplex Pur Aktiv* wäre so ein Beispiel. Wenn Sie bislang nichts in dieser Richtung genommen haben, ist Ihr Körper recht sicher leer bei einigen B-Vitaminen. Woher ich das weiß? Es war bei mir auch so, obwohl ich mich fast ausschließlich von biologischen Produkten ernährte, selbst kochte, kein Fertigessen zu mir nahm, viel Sport machte und dachte, ich würde mich super gesund ernähren. Dennoch fehlte es an allen Ecken und Kanten. B1, B3, B9, B12, Mg, Cu, P, D...

Was dabei auch mit hineinspielen kann, ist der Leaky Gut. Durch den Leaky Gut ist die Aufnahme von Vitalstoffen reduziert. Es ist ein ziemlich weit verbreitetes Problem vieler Menschen, die davon gar nichts wissen. Ein guter Hinweis auf Leaky Gut kann Heuschnupfen sein (vgl. [15]) oder immer wiederkehrende Hautprobleme.

Daher muss bei der Umstellung dringend auf einen guten B-Komplex geachtet werden, damit der Stoffwechsel sich darauf einstellen und vor allem wieder anspringen kann. Man muss einige Mineralien und Spurenelemente einnehmen, da diese essentiell für den Stoffwechsel sind und nach Aussage vieler orthomolekular arbeitenden Ärzte häufig ein Mangel vorliegt. Vor der Einnahme von Mineralien und Spurenelementen ist jedoch angeraten, zunächst eine umfangreiche Laboruntersuchung mit Messung der Mineralien und Spurenelemente im Vollblut durchzuführen.

Viele Ärzte führen keine Untersuchung im Vollblut durch. Sie können sich vom Labor IMD in Berlin jedoch ein Abnahmeröhrchen bestellen und selbst einschicken. Wenn das nicht möglich ist, dann lassen Sie die Mineralien im Serum bestimmen. Das macht jeder Arzt und man erkennt hier immerhin, ob Sie überversorgt sind bzw. einzelne Werte ggf. aufgrund von Nierenproblemen zu hoch sind.

Eiweiß und Aminosäuren

Es ist notwendig, dass man jeden Tag eine hinreichende Portion **Eiweiß** zu sich nimmt. Die darin enthaltenen Aminosäuren sind essentiell. Es sollten ca. 1 g je kg Körpergewicht sein. Ob per Steak (ein 200 g Steak hat ca. 40 g

Eiweiß, also ca. 20 %), Eiweiß-Shakes, in Form von Tabletten, durch große Omeletts (ein großes Ei hat ca. 7-8 g Eiweiß) oder z. B. Bohnen, Linsen und Erbsen (Vorsicht, die haben reichlich Kohlenhydrate und Lektine, die nicht jeder verträgt; daher unbedingt korrekt per Dampfkochtopf zubereiten), das sei jedem selbst überlassen. Ich tendiere dazu, Aminosäuren in natürlicher Form aufzunehmen, also durch Eier und Fleisch. Bei 70 kg Körpergewicht benötige ich ca. 70 g Eiweiß jeden Tag, um alle Hormone, Proteine, Enzyme und diverse Aminosäuren oder aminosäureähnlichen Substanzen gut selbst bilden zu können.

Beispiel:

- (40 g) 4 Eier und 50 g Bacon zum Frühstück
- (40 g) 200 g Fleisch zum zweiten Essen

Eine große Portion Eiweiß **zum Frühstück** hilft, am Morgen viele Botenstoffe aufzubauen. Es ist insbesondere wichtig, wenn man ein schnelles MAOA-Enzym besitzt (vgl. [54]), da der Mensch Botenstoffe schneller abbaut.

Fehlen die „Basis-Legosteine“, d. h. die Aminosäuren, kann der Körper keine komplexen Eiweiße oder Moleküle wie das HGH (Human Growth Hormon, vgl. [61] Seite 78) bauen. HGH benötigt L-Arginin und L-Glutamin (vgl. [11], Seite 195).

Aber auch einfachere Proteine, wie z. B. Transferrin oder Thrombozyten sind dann niedrig. Die gesamte Immunabwehr besteht aus Eiweiß. Die Werte sind im Labor prüfbar.

Die essentiellen Bausteine - so die meisten Vitamine und vor allem die Mineralien wie auch acht Aminosäuren - kann der Körper nicht selbst bilden. Er ist auf die tägliche Zufuhr angewiesen. Dazu kommt, dass es im Körper ein Prioritätensystem gibt. Der Körper vermindert bereits die Produktion von nicht so wichtigen Substanzen, wenn der Spiegel einer Ausgangssubstanz sinkt (vgl. [S83], [S84]).

Fettverdauung

Da man mit der genetisch korrekten Ernährung den Anteil an Fett stark erhöht, sollte man darauf achten, dass der Verdauungstrakt das schafft. Wenn dem nicht so ist, kann man für eine gewisse Zeit Verdauungsenzyme einnehmen, z. B. um die Fettverbrennung mittels Lipase zu unterstützen (vgl. [43], Seite 114). Zur Unterstützung der Galle (die Gallenflüssigkeit ist wichtig beim Verdauen von Fett) folgen im Unterkapitel „Was man falsch machen kann“ (Seite 134) noch genaue Tipps.

Das Minimumgesetz als Analogie

Es gibt eine gute Analogie bezüglich der essentiellen Substanzen, die häufig benutzt wird: Das Minimumgesetz von Carl Sprenger.

Die Regel besagt, dass das Wachstum von Pflanzen durch die im Verhältnis knappste Ressource (Nährstoffe, Wasser, Licht etc.) eingeschränkt wird. Veranschaulicht wird diese Regel, die auch für die Herstellung vieler Moleküle im menschlichen Körper gilt, durch ein Fass. Eigentlich passt hier mehr hinein, wenn da nicht eine Daube zu kurz wäre:

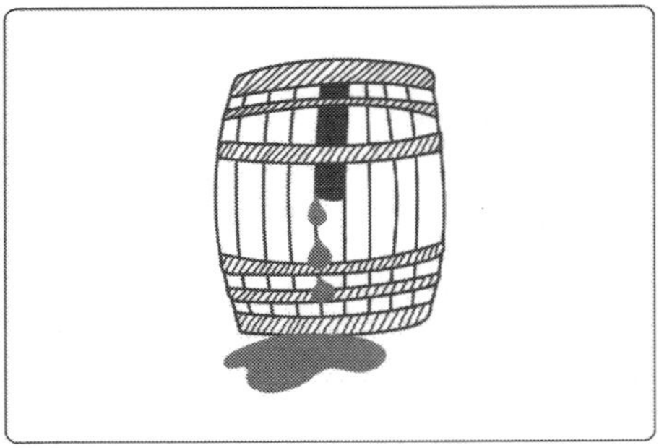

Dieses Gesetz aus der Landwirtschaft soll verbildlichen, was Ames mit seiner „Triage Theorie“ für viele Vitalstoffe bewiesen hat. Ein Mangel eines essentiellen Stoffes im Körper führt zur Priorisierung auf Kosten der Langfristigkeit (vgl. [S83],[S84]). Das bedeutet, ein langfristiger Schaden (Krebs, Autoimmunerkrankung, Arterienverkalkung, Herzinfarkt, ...) ist dem Körper im Hier und Jetzt egal, wenn er z. B. dringend das Vitamin K1, Vitamin C oder Energie braucht.

Beispiel: Bei hohem Energiebedarf ohne Nahrungsaufnahme baut der nicht ketolysefähige Mensch sofort Muskeleiweiße (Alanin) ab, um diese in Glukose zu verwandeln (vgl. [5], Seite 105f). Das passiert nicht, nachdem man die Ketolysefähigkeit wiederhergestellt hat und somit einen flexiblen Stoffwechsel besitzt!

Verstopfung vermeiden

Es gibt immer mal wieder Berichte darüber, dass die Umstellung auf eine Ernährung mit wenig Kohlenhydraten mit einer Verstopfung einhergehe. Durch das Weglassen von Getreide würde man all die guten Ballaststoffe nicht mehr aufnehmen. So die Theorie.

Erstaunlicherweise helfen Ballaststoffe bei dem Thema Verstopfung nicht weiter (vgl. [S85]). In dieser Studie wird gezeigt, dass die Teilnehmer keine Symptome der Verstopfung mehr zeigen, wenn vollständig auf eine Diät **ohne** Ballaststoffe umgestellt wird.

Richtig ist, dass Ballaststoffe das Gegengift zu Fruktose sind (vgl. [34], [3]). Wenn man sein Essen auf eine genetisch korrekte Ernährung umstellt, fallen diese künstlichen Produkte ohnehin weg. Richtig ist auch, dass wir Ballaststoffe für unser Mikrobiom benötigen. Aber wir brauchen die Ballaststoffe vom Gemüse, nicht vom Getreide.

Wenn Sie aktuell an Verstopfung leiden, so verzichten Sie eine Zeit lang auf eine hohe Menge an Ballaststoffen. Man spricht übrigens von Verstopfung, wenn man nur alle 2-3 Tage einen Stuhlgang hat. Danach sollten Sie die Menge an Ballaststoffen langsam wieder steigern, sofern Ihr Essen bislang nicht reicht an Ballaststoffen war.

Worauf Sie bei Verstopfung achten sollten:

- Probieren Sie, am Abend vor dem Zubettgehen 200-300 mg Magnesium (als Citrat oder Malat oder Glycinat) zu nehmen.
- Trinken Sie mindestens zwei Liter sauberes Wasser oder Tee am Tag.
- Reduzieren Sie Ballaststoffe, wenn Sie unter Verstopfung leiden.

Verlangen nach Süßem oder Alkohol reduzieren

Beim Abstellen von Heißhunger auf Zucker oder anderen Verlangen, wie z. B. Alkohol, spielen Aminosäuren eine sehr wichtige Rolle. Dies können Sie ausführlich im Buch „The Diet Cure“ von Julia Ross nachlesen (siehe [43], S. 209). Das Buch gibt es inzwischen auch auf Deutsch und heißt „Was die Seele essen will“.

Sie haben ein solches Verlangen oder starke Gefühlsschwankungen, die von den Mahlzeiten abhängen? Julia Ross empfiehlt folgende Aminosäuren. Nehmen Sie zu jeder Mahlzeit, also dreimal täglich:

- L-Glutamin 500 mg
- 5-HTP 50 mg oder L-Tryptophan 500 mg
- GABA 500 mg
- DL-Phenylalanin 500 mg

Dazu einmal am Tag am Morgen 500 mg L-Tyrosin. L-Tyrosin nimmt man nur am Morgen und zu Mittag, da es sehr wach machend wirken kann.

Eigene Erfahrung:

Ich selbst hatte keine solchen Gelüste, obwohl ich bis 2016 sehr viele Kohlehydrate gegessen und ein schnelles MAOA-Enzym habe (bei Menschen mit schnellem MAOA sind solche Gelüste häufig bis hin zur Zuckersucht verstärkt, vgl. [50], Seite 29). Von daher kann ich nicht aus eigener Erfahrung berichten. Julia Ross berichtet aus ihrer Klinik von unglaublichen Erfolgen, nur durch die Einnahme dieser Aminosäuren.

Salz ist wichtig

Warum wird für Menschen mit hohem Blutdruck maximal 2 g Salz am Tag empfohlen?

Das beruht auf einer Studie von Lewis Dahl, der extra für seine Studie die sogenannten „Dahl salt-sensitive rats“ gezüchtet hat. Eine Ratte, die sehr sensibel auf Salz reagiert (vgl. [31], Seite 41). Anhand dieser speziell gezüchteten Ratten wurde festgestellt, dass sie hohen Blutdruck bekamen. Was hat das für einen Sinn? Warum meint man, dieses Ergebnis auf einen gesunden Menschen übertragen zu können?

Die Wahrheit liegt weit davon entfernt, was Dinicolantonio in seinem Buch „The Salt Fix“ sehr gut ausführt, was aber vor allem in der Studie [S15] bewiesen wurde. Dort ermittelte man anhand von Urinproben die Aufnahme von Natrium am Tag und stellte fest, dass das geringste Sterberisiko bei 5 bis 6 g Natrium (**also ca. 12 g**) Salz liegt. Die Studie wurde an über **100.000 Teilnehmern** durchgeführt. Hier muss man noch anmerken, dass der Salzbedarf bei Menschen, die wenig Kohlenhydrate bzw. ketogen essen, nochmals 1-2 g höher liegt.

Ein häufig empfohlener Salzkonsum von unter 3 g Salz am Tag kann insofern gefährlich werden, als dass sich die Herzrate erhöht durch die zu geringen Mengen Natrium im Blut (vgl. [31], Seite 55, vgl. [S77]). Wenn der Natriumspiegel zu sehr sinkt, aktiviert der Mensch ein Arsenal an Hormonen, um dem entgegenzuwirken (vgl. [31], Seite 69-71). Wie schreibt Dinicolantonio: „Salz war das falsche weiße Kristall, was man verdächtigt hat. Es ist der Zucker, der Bluthochdruck verursacht.“ (vgl. [31])

Abrundend kann man noch aufführen, dass Erkrankungen an Gefäßen und Herzen (KHK) anstiegen, als der Konsum von Salz immer weiter zurückging, während der Konsum von Zucker immer weiter anstieg (vgl. [31], Seite 62). So stieg der Konsum von Zucker in England von 4 g im Jahr 1700 auf über 50 kg im Jahr 1950. Der Verzehr von Salz fiel im gleichen Zeitraum von ca. 70 g pro Tag im Jahr 1700 auf ca. 10 g pro Tag im Jahr 1950.

Was man alles falsch machen kann

Aus eigener Erfahrung ein paar Anhaltspunkte, was man im Rahmen einer Ernährungsumstellung alles falsch machen kann.

- Die Galle ist häufig überfordert, wenn man direkt auf eine Ernährung mit sehr viel gesundem Fett umstellt. Daher sollte man zunächst die Galle mit Taurin (700 mg abends 30 min vor dem Essen) und Vitamin C (3-5 x 100 mg aus natürlicher Quelle, also Amla oder Acerola) unterstützen. Ggf. haben sich Gallengries oder gar Gallensteine gebildet, die sich zunächst auflösen müssen (vgl. [4], [11], Seite 49). So verhindert man, dass man beim Umstieg auf die genetisch korrekte Ernährung Probleme mit der Galle bekommt. Taurin hat darüber hinaus sehr gute entgiftende Eigenschaften. Diese aminosäureähnliche Substanz werde ich bis ans Lebensende nehmen. Sie kommt natürlich in rotem Fleisch vor.

- Zusätzlich muss man die Galle beim Umstieg auf eine Ernährung mit viel gesundem Fett gut mit Cholin versorgen. Denn für den Transport von Fett benötigt der Körper Cholin, d. h. der Bedarf an Cholin steigt. Es macht Sinn, hier am Anfang ein gutes Lecithinprodukt als Ergänzung zu nehmen. Was man zusätzlich wissen muss: Durch Ausdauersport geht der Bedarf an Cholin ebenfalls hoch (vgl. [S87]). Einen Cholinmangel kann man an dem Blutwert „CK“ erkennen (vgl. [S86]).

- Taurin oder auch N-Acetyl-Cystein (NAC) nicht zusammen mit Mineralien einnehmen, sondern 30 min vor dem Essen. Sonst verbindet es sich direkt im Verdauungstrakt mit guten Mineralien wie Kupfer oder Magnesium.

- Man missachtet Abhängigkeiten bei der Einnahme von Mineralien bzw. nimmt diese zu einseitig ein. Man nimmt z. B. zu einseitig Kupfer oder Zink ein und nicht im korrekten Verhältnis 1 zu 10 (Kupfer zu Zink).

- Man nimmt zu viel Molybdän ein. Zum Abbau bzw. Ausscheiden von überschüssigem Molybdän verbraucht der Mensch Kupfer.

- Man vermutet nicht, dass man einen Vitamin-Mangel hat. Trotz Bio. Die Erkrankung Leaky Gut und eine Schwermetallbelastung sorgen jedoch für einen Mangel, da die Verdauung und somit die Aufnahme von Nährstoffen bei dieser Erkrankung nicht mehr optimal verläuft. Die Schwermetallbelastung blockiert zudem Enzyme, sodass die Verdauung zusätzlich nicht gut funktionieren kann (Stichwort Fisch, Impfen, Reis und Amalgam, vgl. [15]).

- Bei wasserlöslichen Vitaminen kann man nicht viel falsch machen. Die meisten Vitamine sind wasserlöslich oder werden, wie im Fall von Vitamin E, über den Urin ausgeschieden, wenn zu viel davon im Körper vorliegt (vgl. [52]). Der Körper scheidet auch zu viel an Vitamin C oder der B-Vitamine über den Urin aus. Gut zu erkennen bei Vitamin B2, das für eine Gelbfärbung des Urins sorgt, was vollkommen normal und harmlos ist.

- Man kann zu viel an Vitamin A und Vitamin D nehmen, wenn man diese Vitamine direkt nimmt. Bei Vitamin D gibt es bezüglich Calciferol (die Vor-Vorstufe von Vitamin D) keine Nebenwirkungen, wenn man es korrekt dosiert (vgl. [56], Seite 91). Selbst das Doppelte der erlaubten Höchstdosis, über Monate genommen, hat noch keine Auswirkungen auf den Calciumhaushalt (vgl. [56], Seite 93). Die Gefahr bei der erhöhten Bildung von Vitamin D ist, dass zu viel Calcium ins Blut aufgenommen wird und die Nieren belastet.

- Nimmt man Vitamin D ohne Vitamin K2 besteht die Gefahr, dass die Gefäße verkalken. Ohne Vitamin K2 kann der Mensch Calcium nicht in die Knochen einbauen. Über die Nahrung nehmen Sie zwar genug Vitamin K1, aber nicht genug Vitamin K2 auf.

- Die beiden Vitamine A und D verbrauchen sich gegenseitig! So kann Vitamin A plötzlich in den Mangel geraten, weil man seinen Vitamin D-Spiegel hochtreibt, ohne Vitamin A zu nehmen. Die Vitamine verhindern auch gegenseitig eine Vergiftung mit dem jeweils anderen Vitamin.

- Im sicheren Gefühl, nun endlich genetisch korrekt zu essen, nimmt man zu viel Fett zu sich. Wurst sollte weiterhin nur in sehr geringem Maße gegessen werden, da es ein verarbeitetes Produkt ist. Trotz nun gut laufender Fettverbrennung gilt leider trotzdem noch der Zusammenhang: Man darf nur so viel Energie in Form von Fett, Eiweiß und Kohlenhydraten zu sich nehmen, wie man verbraucht. 200 g Mandeln haben nun einmal ca. 1000 kcal. So muss man verstehen, das der Energieerhaltungssatz auch bei genetisch korrekter Kost gilt. Es fällt jedoch nun nicht mehr schwer, solche Speisen besser zu dosieren, da das ständige Hungergefühl weg ist. Zudem muss man bei Nüssen immer aufpassen: Diese enthalten ebenfalls häufig **Phytinsäure**. Pflanzen schützen ihre Samen. Das ist leider vollkommen logisch.

- Bei dem eigentlich sehr gesundem, milchsauer vergorenen Rote-Beete-Saft achtet man nicht darauf, dass er satte 9 g Zucker auf 100 ml enthält und trinkt innerhalb einer Stunde 500 ml. Das sind 45 g Zucker. Dazu isst man noch einen Apfel und hat sein Transportsystem im Dünndarm für Fruktose überlastet, da hier „auf einen Schlag“ ca. 50 g Zucker = 25 g Fruktose angekommen sind. Mit einer Mahlzeit kann der menschliche Körper jedoch nur ca. 10-15 g im Dünndarm aufnehmen. Der Rest führt zu einer „Gärungsparty“ im Dickdarm.
- Sie nehmen zu viel Vitamin C ein und wundern sich, warum der Kupferwert immer schlechter wird? Ich habe monatelang 3 g Vitamin C in drei verschiedenen Formen zu mir genommen und mein Kupferwert wurde immer schlechter. Als ich das bemerkte, bin ich auf 500 mg am Tag umgestiegen. Der gesunde Mensch braucht keine großen Mengen an Vitamin C, da er Vitamin C wiederherstellen (recyceln) kann. Das wusste z. B. Linus Pauling noch nicht.
- Vor allem Frauen mit einer starken Regelblutung sollten auf Eisen (Ferritin) achten, denn ein Eisenmangel verhindert die Gewichtsabnahme. Zudem ist Eisen an sehr vielen Stoffwechselvorgängen beteiligt. Auf der Konferenz Low Carb DownUnder habe ich einen interessanten Vortrag von Paul Mason gehört. Mason stellt die Studie [S67] vor, in der 22 Frauen deutlich an Gewicht abnahmen, nachdem deren niedriger Eisenspiegel behandelt wurde. Eisenmangel ist oft ein Thema bei Frauen, und insbesondere bei Frauen, die kein oder ungern Fleisch essen. Der Mensch kann das Eisen aus Fleisch am besten aufnehmen. Biochemisch ist das einfach zu erklären. Eisen ist im Rahmen der

Atmungskette der Mitochondrien essentiell wichtig. Wenn zu wenig Eisen vorliegt, kann das Mitochondrium nicht oder nur eingeschränkt arbeiten. Wenn man in Ketose ist, zudem weniger Kalorien zu sich nimmt als man verbraucht und trotzdem nicht abnimmt, dann sollte man den Eisenvorrat im Körper einmal prüfen lassen anhand des Ferritinwerts. Ein Hinweis des Körpers sind ein Verlangen nach Eis bzw. Kaltem und nächtliche starke Bewegungen (Restless-Legs-Syndrom).

- Man verzehrt nicht genug rotes Fleisch, vor allem wenig Lamm und Rind. Aus Angst vor TMAO oder Neu5Gc essen Sie nur weißes Fleisch, wenn überhaupt. Dabei vergessen Sie L-Carnitin, welches semi-essentiell ist und somit über die Nahrung zugeführt werden muss. Ein typisches Kennzeichen von Carnitinmangel ist fehlende Energie, vor allem wenn wenig Kohlenhydrate gegessen werden. Denn L-Carnitin befördert Fettsäuren ins Mitochondrium und nennenswerte Mengen an L-Carnitin (wie auch Taurin) kommen nur in rotem Fleisch vor, vor allem in Lamm und Wild. Im Mangel können auch der Cortisolwert und der Wert CK-Gesamt sehr stark ansteigen sowie die Ketonkörper im Blut abfallen, obwohl man Low Carb isst! Zudem können die Triglyceride im Blut leicht erhöht sein. Alles trotz einer Low Carb-Ernährung. Carnitin transportiert zudem saure Stoffwechselprodukte aus dem Mitochondrium. Dadurch kann u. a. Alkohol schlechter vertragen werden. Im späteren Verlauf kann ein Mangel auch zu Herzrhythmusstörungen und Herzschwäche führen (vgl. [11], Seite 74). Das ist insofern logisch, als das im Herz die höchste Konzentration an Carnitin vorliegt. Zudem kann es zu erhöhten Harnsäurespiegeln und somit zu Gicht kommen (vgl. [11], Seite 161). Aber selbst der Kohlenhydratstoffwechsel ist bei einem Carnitinmangel betroffen, da dadurch die PDH in der Leistung eingeschränkt wird.

Fundament der Gesundheit

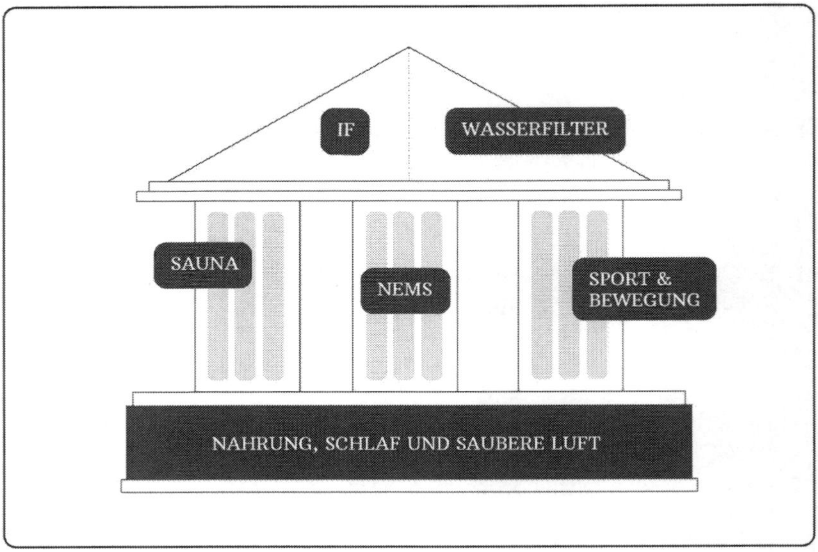

Ich möchte, bevor es nun in die Tiefen des menschlichen Stoffwechsels geht, wesentliche Punkte mit den Worten von Ben Lynch zusammenfassen:

Zum Gesunden benötigen Sie, wie beim Hausbau, ein Fundament. Je besser das Fundament ist, desto stabiler ist das Haus. Ihr persönliches Fundament besteht aus drei Grundbausteinen:

- gute Ernährung
- frische saubere Luft und
- guter Schlaf

Es macht überhaupt keinen Sinn, eine Wand vom Haus streichen zu wollen, wenn das Fundament noch nicht gegossen ist und die Wände nicht verputzt sind, oder?

So macht es auch keinen Sinn, z. B. nur einen B-Komplex einzunehmen und das Fundament, auf dem Ihre Gesundheit aufsetzt, zu ignorieren. Im Jahr 2021 kann man leider so viele Schadstoffe über das Essen, Trinken und die Atmung zu sich nehmen, dass es unmöglich ist, Heilung herbeizuführen. Daher rät Joachim Mutter dazu (vgl. [57]), ausschließlich lokal und biodynamisch einzukaufen. Produkte außerhalb der EU sind z. T. hoch belastet mit Schadstoffen (auch wenn Superfood draufsteht) und können nicht zur Gesundung beitragen. Leider ist das im Jahr 2021 bittere Wahrheit.

Erst wenn das Fundament passt, kann das Haus, z. B. mit intermittierendem Fasten (IF), weiter gebaut werden (vgl. [49], Seite 19). So, jetzt aber zu den Feinheiten und zum spannenden Thema der Mitochondrien. Keine Angst, es wird nicht zu biochemisch.

Notizen

Notizen

“

Sie wollen nicht altern? Das Prinzip ist ganz einfach: Sorgen Sie für einen durchgehenden niedrigen Insulinspiegel mit No Carb und Sport. Ihre Zellen bleiben dadurch jung und kräftig. Und was heißt niedrig? Unter 5 µU/ml, besser unter 3 µU/ml.

— Ulrich Strunz

Kapitel 9 Die Mitochondrien

Zum Grundverständnis der in diesem Buch vermittelten Inhalte gehört der menschliche Stoffwechsel und somit die Mitochondrien, unsere Kraftwerke in den Zellen. Daher möchte ich in diesem Kapitel die Grundlage der Biochemie vertiefen.

Es ist wichtig, diesen Teil der menschlichen Zelle in ihrem Grundprinzip zu verstehen. Trotzdem habe ich dieses Kapitel nicht ohne Grund an das Ende des Buches gelegt, denn Sie haben inzwischen alle Informationen, um Ihre Ernährung auf die zu uns Menschen passende Form zu bringen. Sie können somit auch einfach nur die Zusammenfassung am Ende des Kapitels lesen. Nur rundet dieses Kapitel das Thema „Menschlicher Stoffwechsel“ biochemisch ab.

Dazu kommt eine Portion Demut: Denn der gestandene Biochemie- bzw. Mitochondrien-Forscher G. Schatz, der 40 Jahre seines Lebens an Mitochondrien geforscht hat, sagt: „Die Mitochondrien überfordern meine Vorstellungskraft“ (vgl. [4], Seite 32), dann fordert dies ein wenig Demut vor dem Thema ein.

In diesem Buch wird daher nur ein bescheidender Einblick auf die Wunderwelt der Mitochondrien (Abkürzung: Mt) gegeben, um wichtige Zusammenhänge zu verstehen, wenn man seine Ernährung von jetzt an bis zum Lebensende verändert. Zum Kapitel noch eine kleine Anmerkung. Ich habe mich zum Verständnis der Mitochondrien im Wesentlichen in vier Bücher eingearbeitet, in denen man diese hier beschriebenen Informationen vertiefen kann:

- Mitochondrien [4]
- Chronisch Gesund [55]
- Biochemie des Menschen [5]
- Mitochondria and the future of medicine [8]

Warum sind die Mitochondrien so wichtig?

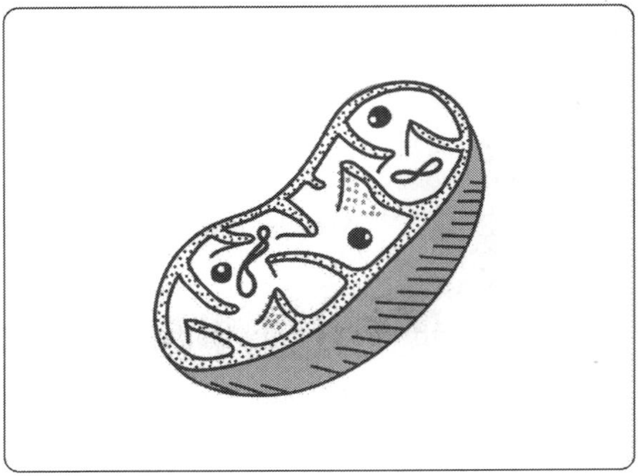

Die Mitochondrien sind die „Kraftwerke“ in unseren Zellen. Fast alle Zellen im menschlichen Körper besitzen Mitochondrien. Nicht nur eins, wie ich auf Basis meines Schulwissens von vor 27 Jahren (Biologie-Grundkurs) meinte, sondern bis zu 10.000 Stück davon. In einer einzigen Zelle! Die weibliche Eizelle hat sogar 100.000 Mitochondrien. Das hat den Grund, dass sie sich in Kürze sehr oft teilt und so die Mitochondrien verteilt, ohne neue produzieren zu müssen.

Die konkrete Anzahl der Mitochondrien in den Zellen hängt von der Funktion und bei Muskelzellen vom individuellen Trainingsstand jedes Einzelnen ab. Durch Ausdauertraining erhöht sich die Anzahl der Mitochondrien in den Zellen, sodass man kräftiger und ausdauernder wird.

„Abgefahren“ ist, dass Mitochondrien fusionieren können, sodass ein defektes Mitochondrium durch die Fusion geheilt wird. Zellen können zudem Mitochondrien in andere Zellen übergeben, um die Zelle zu retten. Das finde ich extrem spannend und fast unglaublich.

Insgesamt kommen wir, wenn wir alle Zellen zusammenzählen, auf unglaubliche **50-100 Billionen Mitochondrien im Körper.** Also 100 mal 1000 Milliarden. Aufgrund dieser wahnsinnig hohen Zahl von Mitochondrien kommt auch die irrsinnig hohe Anzahl von mehreren

Milliarden chemischen Reaktionen pro Sekunde zustande, die im menschlichen Körper stattfinden. **Jede Sekunde**.

Fast alle Zellen haben Mitochondrien als Organellen (Bestandteil der Zelle). Reife rote Blutkörper bilden die Ausnahme, sie besitzen keine eigenen Mitochondrien. Ein anderes Extrembeispiel ist das Herz. Hier machen die Mitochondrien sage und schreibe **35 Prozent** des Gesamtgewichts aus (vgl. [4]). Neben der Energiegewinnung haben die Mitochondrien zusätzliche Aufgaben, wie z. B. die Bildung verschiedener Eiweiße. Eine ausführliche Darstellung aller Abläufe findet sich u. a. im Buch „Mitochondrien" (vgl. [4], Kapitel 1).

Hier im Buch gehe ich auf die wesentlichen Aspekte zum Verständnis für eine genetisch korrekte Kost (mit ca. 50 bis 150 g Kohlenhydraten) und Mineralienmangel ein. Zur Übersicht die wichtigsten Stoffwechselvorgänge, die in den Mitochondrien ablaufen:

- Abbau von Pyruvat: Das ist das Zwischenprodukt bei der Verwertung der Glukose durch die Glykolyse.
- Citratzyklus: Abbau/Umbau vieler Zwischenprodukte bei der Energiegewinnung, aber auch ein Teil des Alkoholabbaus.
- Beta-Oxidation der Fettsäuren (Hauptenergiegewinnung: Unsere Muskeln bzw. alle Zellen mit Mitochondrien verbrennen am liebsten Fett mittels Sauerstoff! So können sie am meisten Energie gewinnen (vgl. [5], Seite 93)).
- Ketonkörper-Bildung: Die Mitochondrien der Leber bilden Ketonkörper, die von den Zellen z. B. im Gehirn, den Muskeln, dem Darm oder den Nieren verwertet werden können.
- Beginn der Glukoneogenese: Die Mitochondrien können z. B. aus Glycerin oder glykogenen Aminosäuren (z. B. Alanin) Glukose bilden.
- Bildung von Proteinen (Eiweißen).

Ich gehe hier zum Beispiel nicht auf den äußerst komplexen Citratzyklus ein, in dem Abbauprodukte von Fettsäuren, Kohlenhydraten und Alkohol verstoffwechselt werden. Wer das ganz genau lesen und verstehen möchte, dem empfehle ich Kuklinski [4], Seite 27f oder F. Horn [5], Kapitel 10.2.

Was brauchen Mitochondrien?

Für mich interessanter ist der reibungslose Ablauf des Stoffwechsels der Mitochondrien inklusive Citratzyklus. Dafür braucht der Körper folgende essentielle Mineralien und Vitamine:

- Vitamin B1
- Vitamin B2
- Vitamin B3
- Vitamin B5
- **Magnesium**
- Mangan
- **Kalium**
- Biotin
- **Eisen**
- **L-Carnitin** zum Transport von Fettsäuren ins Mitochondrium
- Vitamin B12
- Vitamin A
- Antioxidantien zum „Entschärfen" von Sauerstoffradikalen wie **Selen**, sekundäre Pflanzenstoffe aus Obst und Gemüse, Vitamin C, Vitamin E und OPC.
- Kupfer für die SOD (Superoxid-Dismutase)
- **Sauerstoff**

Fehlt auch nur einer dieser essentiellen Stoffe, so kann der Teil der Reaktion nicht mehr ablaufen. Das Ganze ist eben nur so stark wie das schwächste Glied in der Kette. Da die aufgeführten Stoffe (bis auf Vitamin B3) essentiell sind, also vom Körper nicht herstellbar, kann der Körper auch nicht kompensieren. Er kann nur eine andere Art der Energiegewinnung wählen: das sogenannte Notfallprogramm. Dazu später mehr.

In Anbetracht der Tatsache, dass wir Menschen viele dieser essentiellen

Nährstoffe in zu geringen Mengen zu uns nehmen (vgl. [15], Seite 101, vgl. Horn [5] zu Vitamin B1, vgl. Kuklinski [4], Seite 165f), selbst wenn man nur die umstritten niedrigen Level der DGE vorgibt, ahnt man, dass es bei einem großen Teil der Bevölkerung zu Problemen kommt. Ein großes Problem ist dabei auch die Wertigkeit heutiger Lebensmittel, die leider nicht mehr im Ansatz den Inhalt haben wie noch vor 60 Jahren. Ein Problem unserer Massenproduktion.

Kohlenhydrate stoppen die Fettverbrennung

Dazu kommt, Hand in Hand, das eigentlich noch größere Problem: Die Überfrachtung der Mitochondrien mit zu vielen Kohlenhydraten. Die Zelle schleust - getriggert durch das Insulin - vorrangig Kohlenhydrate in die Zellen, wenn im Blut ein zu hoher Glukosewert vorliegt. Die Beta-Oxidation der Fettsäuren wird durch einen hohen Glukosewert bzw. den sich anschließenden hohen Insulinwert im Blut gestoppt (vgl. [5], Seite 133). Das ist der Grund, warum man bei ständiger Aufnahme von Kohlenhydraten, wie sie in Deutschland bzw. weltweit normal ist, kein Fett verlieren/abtrainieren kann. Ich hatte es oben auch schon erwähnt:

Kohlenhydrate sind der Schalter für das Ende der Fettverbrennung.

Wichtig ist jedoch auch, dass der Körper beides kann. Das bedeutet, eine metabolische Flexibilität besitzt (vgl. [33], Seite 84). Er muss in der Lage sein, problemlos zwischen Fett und Kohlenhydraten zu wechseln. Daher sollten gesunde Kohlenhydrate am Abend gegessen werden. Gedünstetes Gemüse ist hier eine gute Idee und auch das ganze Jahr über in guter Qualität verfügbar. Abgekühlte Kartoffeln liefern zudem Ballaststoffe für den Darm und Kieselsäure zum Entgiften von Aluminium (vgl. [34], Seite 186).

Eigene Erfahrung:

Im Rahmen der auf gut 50 bis 150 g reduzierten Aufnahme von Kohlenhydraten wurde bei mir bereits einiges an Fett ab- und umgebaut. In den letzten 4 Jahren ca. 8 Kilogramm. Und was man auch feststellen kann: Der Körper pendelt sich bei seinem optimalen Gewicht ganz automatisch ein.

Als ich jedoch vor ca. 15 Jahren im Rahmen der Osterlaufvorbereitung jede

Woche ca. 30-40 km joggte und abnehmen wollte, ist mir das nicht gelungen. Zu der Zeit habe ich jedoch auch noch mit jeder Mahlzeit reichlich Kohlenhydrate zu mir genommen, weit mehr als die zugestandenen und genetisch korrekten 20-30 % des täglichen Energiebedarfs. Da lag ich eher bei 60-70 % (wie wahrscheinlich üblich in Deutschland, weil von der DGE so vorgegeben). Im Nachhinein kein Wunder, dass ich in der Zeit nicht abgenommen habe.

Was man auch erwähnen sollte: Die Fettverbrennung benötigt mehr Mitochondrien. Diese müssen sich zunächst bilden. Man spricht auch davon, dass der Fettstoffwechsel trainiert werden muss. Was genau ist damit gemeint?

Die (Muskel-)Zellen müssen mehr Mitochondrien besitzen, um Fett gut per Beta-Oxidation verstoffwechseln zu können. Genau das passiert im ketogenen Zustand. Durch das Glukagon und den AMPK-Signalweg werden die Zellen angeregt, mehr Mitochondrien zu bilden. Der biochemische Hintergrund ist, dass die Beta-Oxidation langsamer abläuft und mehr Sauerstoff benötigt. Daher muss die Zelle mehr Mitochondrien bilden, um die gleiche Menge an Energie herzustellen. Sie können davon ausgehen, dass sich die Menge der Mitochondrien in Ihrem Körper verdoppelt (vgl. [13]). Nur durch die richtige Ernährung. Chris Michalk stellt dazu fest, dass Gesundheit eng mit der Anzahl an Mitochondrien gekoppelt ist. Je höher Ihre Anzahl an Mitochondrien ist, desto mehr Energie können Ihre Zellen herstellen. Ihr Immunsystem ist wesentlich stärker und umso gesünder sind Sie.

Energiegewinnung im Mitochondrium

Man beginnt zu erahnen, dass das Mitochondrium ein komplexes Gebilde ist, wenn man die bereits aufgeführten Funktionen und Bedarfe an Nährstoffen sieht und einmal einen Blick auf den Citratzyklus wirft. Dazu kommt, dass das Mitochondrium verschiedene Energieträger verstoffwechseln kann:

- Fettsäuren
- Glukose (bzw. das dann in der Glykolyse gebildete Pyruvat)
- Ketonkörper (nicht jedoch die Mitochondrien der Leber, gern aber Hirn, Herz und Niere)
- Aminosäuren, vor allem Alanin

Glykolyse (Basis für alle Abläufe)

Die Glykolyse ist der Start der Glukoseverwertung, erfolgt innerhalb der Zelle und außerhalb der Mitochondrien. Diese Art der Energiegewinnung wird für den auf den folgenden Seiten beschriebenen Modus I wie auch den Modus II benötigt. Der Abbau der Glukose erfolgt in zehn Einzelschritten, die wir hier nicht weiter vertiefen möchten. Dabei entstehen aus einem Glukosemolekül zwei Moleküle Pyruvat. Wie Sie noch lesen werden, ist der Ablauf der Glykolyse bei Krebs stark hochgeregelt.

Hochleistungsmodus vs. Schonprogramm

Ein kleiner historischer Absatz. Die menschliche Zelle könnte eine „Symbiosezelle“ sein, wahrscheinlich aus den beiden Bakterien Archaea (Zelle und Kern) sowie Proteobakterium, dem Mitochondrium (vgl. [55], Seite 27f). Diese Zellsymbiose hat vermutlich vor ca. 2 Milliarden Jahren stattgefunden. Erkennbar ist das u. a. an der eigenen DNA des Mitochondriums.

Ob sich das Mitochondrium so entwickelt hat, bleibt eine Vermutung. Fakt ist, dass eine menschliche Zelle:

I) im Mitochondrium aerob (mittels Sauerstoff) Pyruvat und Fettsäuren bzw.

II) außerhalb des Mitochondriums anaerob, also ohne Sauerstoff, aber innerhalb der Zelle mittels Glykolyse Glukose zu Energie umwandeln kann.

Ralf Meyer (vgl. [55], Seite 31) spricht von einem:

I) **Hochleistungsmodell** bei der aeroben Energiegewinnung auf Basis des Proteobakteriums. Es laufen Beta-Oxidation von Fettsäuren, Pyruvat-Dehydrogenase (PDH) und Citratzyklus bei allen verfügbaren Energieträgern ab.

II) **Schutzschaltung/Schonprogramm** bei der anaeroben Energiegewinnung auf Basis der Archaea ohne Mitochondrium. Hier kann die Zelle nur 5 % der Gesamtenergieleistung aus einem Teil Glukose produzieren. Es läuft keine Fettverbrennung und auch keine Pyruvat-Verarbeitung (PDH) ab, sondern Laktat-Dehydrogenase (LDH). Daran kann man die Schutzschaltung auch erkennen, nämlich anhand zu hoher Werte für LDH im Blut.

Modus I: Pyruvatdehydrogenase (PDH) und Beta-Oxidation

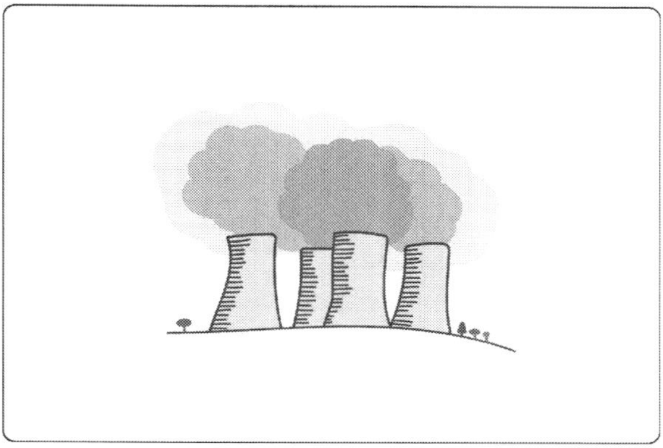

Modus I ist der Kraftwerksmodus, der normale, hauptsächliche Modus der Zelle. Verbraucht werden Fettsäuren (mittels Beta-Oxidation) und Kohlenhydrate (mittels Pyruvatdehydrogenase (PDH)).

Der Abbau eines Moleküls Glukose per PDH bringt dem Körper 32 ATP an Energie und ein Molekül Fett (hier Palmitinsäure, es hängt davon ab, wie lang die Fettsäure ist, die per Beta-Oxidation verstoffwechselt wird) 106 ATP (vgl. [5], Seite 96, 132).

Das Enzym PDH ist dabei sehr empfindlich! Fällt z. B. der intrazelluläre Magnesiumspiegel von 2,2 mmol auf 1,6 mmol ab, so reduziert sich die Wirksamkeit des Enzyms PDH um 50 %! Ein viraler Infekt wirkt sich ebenfalls hemmend auf das Enzym PDH und auf die Energiegewinnung aus, was man in aller Regel auch merkt, wenn man krank ist (vgl. [4]).

Als Endprodukte entstehen, nach abgelaufenem Citratzyklus, Wasser und Kohlendioxid. Der Prozess ist im menschlichen Körper nicht umkehrbar (vgl. [5], Seite 90). Er ist jedoch im Kreislauf zu sehen mit Pflanzen, die aus Kohlendioxid, Sonnenstrahlen und Wasser erneut Glukose und Sauerstoff bilden. Es ist somit vollkommen normal, dass wir Glukose in Form von saisonalem Obst und Gemüse zu uns nehmen (siehe den Unterschied Glukose zu Fruktose).

Modus II: Laktat-Dehydrogenase (LDH)

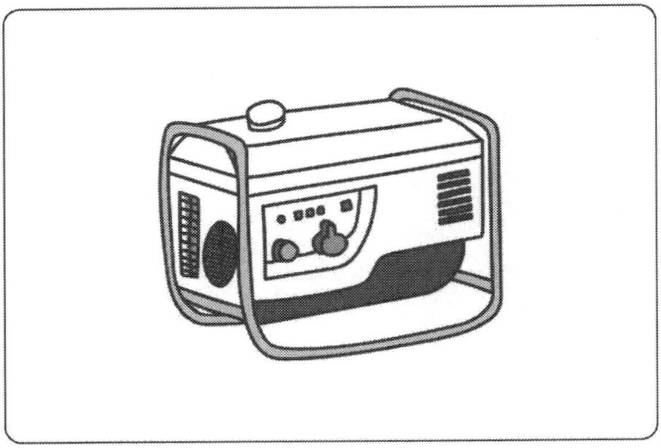

Der Modus II ist der Notstrommodus der Zelle. Er ist in der Zelle mit Mitochondrien „eigentlich“ nur für die Aufrechterhaltung der Basisfunktion und der Zellteilung gedacht, da in diesem Modus keine Sauerstoffradikale (ROS) gebildet werden, die bei der Zellteilung stören bzw. die DNA zerstören könnten. Diese Umschaltung erfolgt durch die Zelle im Rahmen der normalen Zellteilung.

Hier liegt nach Ralf Meyer [55] das Kernproblem, wenn die Zelle mit einem zu hohen Anteil oder gar komplett in diesen Modus II wechseln muss, da die Mitochondrien in diesem Modus nicht mehr arbeiten (vgl. [55], Seite 31). Nun wird die Zellteilung stark angeregt, was die Bildung von Krebs begünstigt. Das bestätigt sich auch in der Arbeit von Thomas N.Seyfried. Er hat in vielen Krebsarten festgestellt, dass die Mitochondrien defekt sind (vgl. [S62]).

Läuft nur noch der Modus II, die LDH, so kann die Zelle nur 5 % der Energie herstellen von den 100%, die es bei voll funktionierender Atmungskette, d. h. bei funktionierendem Modus I mittels Kohlenhydraten herstellen kann (vgl. [4], Seite 144). In diesem Modus gewinnt die Zelle lediglich 2 ATP aus der Glykolyse, die LDH selbst bildet kein ATP mehr. Durch die LDH produziert der Körper aus NADH NAD, welches für die Glykolyse benötigt wird. Dort wird aus Glukose und 2 NAD Pyruvat, 2 ATP und 2 NADH.

Das in diesem Modus II entstehende Laktat kann z. B. in der Leber, erneut durch das Enzym LDH, zurück zu Pyruvat umgewandelt werden. Der Kreislauf ist nur für die roten Blutkörperchen gedacht, die sich nur so mit Glukose versorgen können. Die Wandlung mittels LDH ist somit durch die Leber umkehrbar, reversibel. Dieser Kreislauf wird auch als Cory-Zyklus bezeichnet (vgl. [5]). Wichtig ist noch zu erwähnen: Für die Umkehrung benötigt die Leber keine Glukose. Sie kann die Energie zur Umwandlung von Pyruvat zurück zu Glukose aus Fett per Beta-Oxidation beziehen.

Krebs

Läuft die Zelle, im Fall von Krebs, nur noch im Modus II, so ist auch eine Übersäuerung aufgrund des Laktats messbar. Das normalerweise leicht basische Milieu innerhalb der Zelle fällt ins saure Milieu. Diesen Effekt hat Otto Warburg beobachtet und als Warburg-Effekt beschrieben. Rudolf Balzius greift diese unumstrittene Beobachtung von Warburg auf und sagt, dass häufig Schwermetalle dafür verantwortlich seien (vgl. [15], Seite 175) und dass sich die Zelle im Modus II plötzlich wie ein Einzeller und nicht mehr wie ein Mehrzeller verhalte. Daher zeige die Zelle ein „egozentrisches Verhalten" der raschen Zellteilung, denn nach Balzius war das genau die Überlebensstrategie der Archae, der Gastgeberzelle vor ca. 2 Milliarden Jahren, also vor der Symbiose.

Wenn Sie sich nun fragen: Wie kann die Krebszelle mit so wenig Energie auskommen? Die Krebszelle regelt die Glykolyse um den Faktor 200-400 hoch. Ein Forschungsergebnis u. a. von Robert Lustig. Hinzu kommt, dass viele Krebsarten auch die Verstoffwechselung von L-Glutamin stark hochregeln. Das hat Thomas Seyfried in seiner wissenschaftlichen Arbeit herausgefunden (vgl. [S62]). Zudem zeigt Thomas Seyfried in dieser Studie auf, dass Krebszellen fast immer defekte Mitochondrien besitzen. Daher bezeichnet er Krebs auch als eine Stoffwechselerkrankung, in der die Mitochondrien defekt sind. Ich werde dieses Thema in einem neuen Buch vertiefen.

Ursachen einer Stoffwechselstörung

Wie kann es dazu kommen, dass die Zelle dauerhaft in die Schutzschaltung (Modus II) wechselt und Gefahr läuft, eine unkontrollierte Zellteilung anzustoßen (auch Krebs genannt), vor allem aber bei weitem nicht mehr so leistungsfähig ist (nur noch 5 % Leistung)? Hier die wichtigsten Gründe:

- Schwermetallbelastung (z. B. durch Amalgam, zu viel Fischverzehr, Rauchen, vgl. [15], Seite 179f).
- Mangel an essentiellen Nährstoffen: Das sind die B-Vitamine im Verbund und Mineralien, vor allem Magnesium, Mangan, Kupfer, Eisen und Zink. Daher muss man diese Werte im Vollblut messen!
- Umweltgifte wie Reiniger, Chlorgas (Schwimmbad), usw.
- Überfrachtung des Körpers mit Kohlenhydraten und Überforderung der PDH der Mitochondrien. Die Mitochondrien können die Mengen Pyruvat nicht abbauen. Somit kann der Körper die zahlreichen Kohlenhydrate nicht abbauen. Die Folge sind u. a. auch hohe Werte für Insulin und Triglyceride (vgl. [S155]).
- Medikamente, wie z. B. Paracetamol oder Antibiotika, verbrauchen wertvolles Glutathion und schädigen so die Mitochondrien. Glutathion wird u. a. benötigt, um Sauerstoffradikale zu entschärfen.
- Mangel an Vitamin A steigert die Oxidation von Glutathion. Oxidiertes Glutathion geht verloren und steht nicht mehr zur Neutralisation der im Modus I produzierten Sauerstoffradikale (ROS) zur Verfügung.
- Keine ausreichende Sauerstoffzufuhr zur Zelle. Das ist ein großes Thema beim Herzinfarkt. Dadurch können die Mitochondrien nicht mehr arbeiten.
- Statine schädigen die Mitochondrien (vgl. [4]).
- Mangel an L-Carnitin.

Verbildlichung der Energieproduktion

Ich versuche nun mit einem Bild aus der Welt der Naturwissenschaft, die Energieproduktion einer Zelle mit Mitochondrien darzustellen, da man sich den komplexen Vorgang so hoffentlich besser vorstellen kann.

Man stelle sich in der Zelle das Mitochondrium, wie oben bereits bildlich dargestellt, als Kraftwerk vor. Ein Mitochondrium wird ja auch gern so bezeichnet. Die Zelle besitzt im Nebengebäude neben dem Kraftwerk (Mitochondrium) noch ein Notstromaggregat (Glykolyse+LDH). Das Notstromaggregat ist gedacht für:

- einen temporären Ausfall des Hauptkraftwerks und
- die Zellteilung. Um im Bild zu bleiben, ein Umbau / eine Erweiterung des Hauptkraftwerks, in dem „die Rohre kalt sein müssen".
- Bei totaler Überlast (Turbo), um noch ein bisschen mehr Energie zu produzieren (Sprint auf der Zielgeraden). Hier bildet die Zelle nun sehr viel Laktat.

Kommt es nun zu einem Ausfall aufgrund einer der im vorangegangenen Kapitel genannten Gründe, läuft ständig das Notstromaggregat. Dann können wir Menschen trotzdem noch Energie aus Kohlenhydraten (Glukose) herstellen, damit die Zelle überlebt. Dies hat jedoch einen gefährlichen Haken: Die Zellteilung wird angeregt. Das passiert mit ggf. defekten Mitochondrien, also als defekte Version (vgl. [S62]).

Messbar ist dieser Effekt u. a. anhand des Blutwerts Laktat-Dehydrogenase (LDH), da vermehrt Pyruvat zu Laktat mittels LDH abgebaut werden muss. Der Wert LDH sollte generell niedrig sein; so kann man sicher sagen, dass der Modus I arbeitet. Aber Vorsicht beim Messen: Zwei Tage vorher keinen Sport machen und beim Arzt sicherstellen, dass das Blut auch zentrifugiert wird. Sonst sind die Werte verfälscht.

Je höher dieser Wert (insbesondere bezogen auf die Isoenzyme LDH4-LDH5 (vgl. [58], Seite 106), desto mehr Laktat wird in der Zelle, außerhalb des Mitochondrium, gebildet und desto öfter scheint sich die Zelle im Modus II, dem Schonprogramm, zu befinden (vgl. [55], Seite 260).

Eine Ausnahme bildet der Leistungssport. Dort läuft das Notstromaggregat schlicht und einfach ständig mit, um die maximale Energie bereitzustellen. Wer sich für Fußball interessiert, der kennt den Laktat-Test zu Beginn der Sommervorbereitung. Damit wird geprüft, ob der Spieler seine „Hausaufgaben“ gemacht hat. Bei definierter Belastung, in der der Turbo nicht benötigt werden sollte, muss der Laktat-Wert des Blutes niedrig bleiben. Andernfalls hat der Sportler im Urlaub nicht trainiert.

Zudem muss man wissen, dass der programmierte Zelltod nur mit einem laufenden Hauptkraftwerk, sozusagen von einem gesunden Mitochondrium und dem Vorliegen von Sauerstoff, stattfinden kann. Nur, wenn der Modus I im aeroben Bereich mittels Sauerstoff funktioniert, kann sich die Zelle selbst zerstören, Apoptose genannt. Es ist ein Problem, wenn aufgrund eines Mangels einer der benötigen Stoffe für Modus I nur noch Modus II läuft. Kuklinski spricht das Problem in seinem Buch [4] an.

Was passiert bei einer Betriebsstörung?

Das Gefährliche an einer Störung des Stoffwechselprozesses in den Mitochondrien ist laut Kuklinski (vgl. [4], Seite 59), dass die Mitochondrien z. B. bei einem Mangel an Zink, Kupfer oder Mangan zu einer „Radikalenkanone“ werden können, die reichlich NO-Radikale produzieren. Ergebnis ist dann der **nitrosative Stress**. Hier entsteht wiederum ein Teufelskreis, denn der nitrosative Stress, d. h. das NO und die Folgeprodukte, blockieren lt. Kuklinski (vgl. [4], Seite 74) Enzyme und Proteine, die ein Metallatom als Kern haben, wie z. B. Diaminoxidase (Kupfer), Hämoglobin (Eisen), Vitamin B12 (Cobalt), usw.

Eine Anmerkung: Nitrosativer Stress wird **nicht** durch L-Arginin ausgelöst, sondern durch krankhaft funktionierende Mitochondrien (vgl. [21]).

Energieherstellung

Das Mitochondrium kann durch die Oxidation von Fettsäuren, wie oben beschrieben, am meisten Energie gewinnen. Man kann das auch am Kaloriengehalt der Substanzen erkennen:

- 1 g Fett beinhaltet 9 Kalorien
- 1 g Kohlenhydrat 4 Kalorien (vgl. [59], Seite 109)

Ja, es muss ja ein „Aber“ geben, sonst würde der Mensch ausschließlich Fett verbrennen: Die Verstoffwechselung von Fett benötigt mehr Sauerstoff (und mehr Mitochondrien) als die Kohlenhydratverstoffwechselung. Sauerstoff kann der Körper nicht beliebig viel bereitstellen, wobei auch hier die Menge durch Training verbessert werden kann.

Aufgrund der begrenzten Ressource Sauerstoff gibt es folgenden interessanten Zusammenhang (siehe auch [59]) im Menschen, der sich noch nicht genetisch korrekt LC ernährt. Im Menschen mit wiederhergestellter metabolischer Flexibilität wird es anders aussehen; da ist der Fettverbrennungsanteil höher:

- Bei 25 % aerober Anstrengung (Leerlauf, Sofa sitzen) liegt das Verhältnis bei 80:20 Fett zu Kohlenhydrate, die das Mitochondrium verstoffwechselt.
- Bei 65 % aerober Anstrengung (mittlere Anstrengung) liegt das Verhältnis bei 50:50 Fett zu Kohlenhydrate, die das Mitochondrium verstoffwechselt.
- Bei 100 % aerober Anstrengung (maximale Anstrengung) liegt das Verhältnis bei 0:100 Fett zu Kohlenhydrate, die das Mitochondrium verstoffwechselt. Das ist z. B. beim Sprint auf der Zielgeraden der Fall.

In allen Muskeln zusammen speichert der Mensch ca. 200-400 g Glukose (je nach Trainingszustand), die er jedoch auch nur mit 1 g pro Minute „laden“ kann. Direkt nach dem Training gibt es ein Zeitfenster, in dem der Körper mit 4 g pro Minute laden kann. Ein Sportler mit guten 400 g Vorrat braucht somit 2-7 Stunden Ladezeit, um seine Muskeln wieder voll zu bekommen. In der Leber hat der Mensch nochmal ca. 150 g Glukose in Form von Glykogen gespeichert (max. 10 % des Gewichts der Leber (vgl. [60], Seite

475).

Eigene Erfahrung:

Bei dieser Beschreibung muss man jedoch beachten, dass die sich auf einen Menschen bezieht, der nicht ketolysefähig ist. So wurde bei mir vor ein paar Monaten gemessen, dass ich bis zu einer Belastung von 65 % aerober Anstrengung fast ausschließlich Fett verbrenne (RQ lag bei ca. 0,7). Oder anders: Viele Wissenschaftler sagen, dass die Biochemie bei Low Carb/Keto an vielen Stellen neu geschrieben werden muss. Evolutionär hergeleitet war der Verbrauch von Glukose in den Muskeln somit wohl auch nicht für die Ausdauer, sondern für eine kurze Maximalkraft gedacht: den Kampf oder die Flucht. Daher wird bei Maximalkraft auch Cortisol ausgeschüttet. Das ist ein Problem, wenn man zu häufig zu intensiv trainiert. Es bewirkt:

- Muskelabbau,
- erhöhte Glukoneogenese
- und somit mehr Blutzucker / Glukose und Insulin im Blut.

Für den Augenblick, für den dieser Ablauf entwickelt war, ging es um die Existenz. Heutzutage ist das jedoch kontraproduktiv, wenn wir durch Stress im Büro oder durch harte Trainingseinheiten diesen Ablauf im Körper ständig anstoßen. Man kann den Alltag im Leben nicht verhindern, daher muss man damit umgehen lernen. Das bedeutet konkret, dass man lernt, mit Stress umzugehen in Form von Entspannungseinheiten. Hier kann man spazieren gehen, langsam joggen, Musik genießen oder auch meditieren.

Mitochondrien sterben unbemerkt

„Erkrankungen kommen nicht aus dem Blauen heraus. Sie entwickeln sich Stück für Stück durch die täglichen Sünden. Wenn sich genug Sünden aufaddieren, macht sich die Erkrankung bemerkbar.“

– Hippokrates

Wenn aufgrund einer „Störung im Betriebsablauf“, das bedeutet aufgrund eines Defekts der Mitochondrien oder aufgrund fehlender essentieller Stoffe, die Zelle auf den oben beschriebenen Modus II, das Notfallprogramm, wechselt, merkt man das bei der unvorstellbaren Anzahl von 100 Billionen Mitochondrien im menschlichen Körper natürlich nicht. So erkennt man auch nicht, dass über Monate und Jahre Milliarden von Mitochondrien nach und nach nicht mehr richtig funktionieren. Die Natur hat es nicht vorgesehen, dass wir das „mit einem Ruck“ merken sollen. Schließlich müssen wir immer funktionieren. Tag für Tag. Fehler werden im menschlichen Körper so gut es geht kompensiert. Man kann z. B., wenn man erkältet ist, noch einkaufen gehen. Das funktioniert, auch wenn es in dem Moment ziemlich belastend ist.

Wenn ab einem gewissen Punkt etwas nicht stimmt, so bemerkt man das z. B. an folgenden Symptomen:

- Einer stark eingeschränkten Alkoholverträglichkeit
- Unerwartet starkem Muskelkater nach gewohnten sportlichen Belastungen
- Einer Gluten- oder einer anderen Nahrungsunverträglichkeit
- Plötzlich vorhandener Histaminintoleranz
- Plötzlich vorhandener Laktoseintoleranz
- Plötzlich vorhandener Fruktoseintoleranz
- Schlafstörungen
- Plötzlich auftretenden Allergien
- Erhöhte Sensibilität gegenüber Gerüchen oder chemischen Stoffen
- Nicht erklärbaren Ekzemen. Generell Hautprobleme

Die Mitochondrien

- Starke Bildung von Pickeln im Erwachsenenalter
- Antriebslosigkeit bis hin zur ständigen Erschöpfung
- Depressionen
- Reizbarkeit

Das sind u. U. die **Vorboten** von schlimmeren Erkrankungen.

In diesem Zwischenzustand, der sich auch über Jahre aufgebaut hat, hat man aber auch recht normal wirkende Phasen. Bei mir persönlich war es lediglich die Alkoholunverträglichkeit, die nicht mehr wegging bzw. den Alkoholgenuss (1-2 Glas Wein zum Essen) immer häufiger mit einem Kater versehen hat. Geschoben hat man es auf „alles mögliche": Histamin, Stress, Schwefel, Fuselalkohole oder Wetterfühligkeit. In Wahrheit waren meine Mitochondrien geschwächt durch eine Schwermetallbelastung und eine falsche Ernährung, die aus zu wenig Eiweiß und zu vielen Kohlenhydraten bestand.

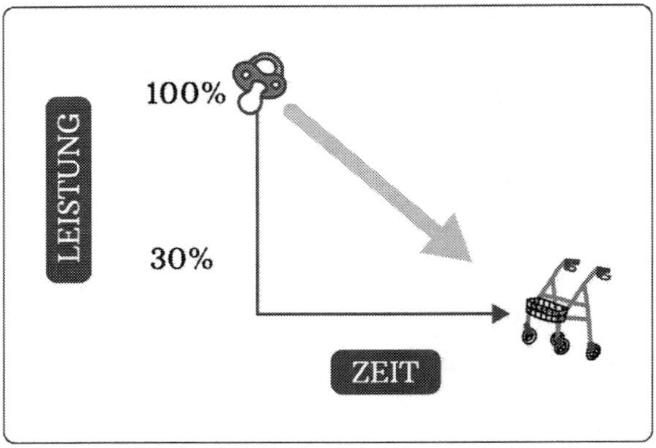

Michael Spitzbart beschreibt diesen Vorgang etwas anders. Er sagt: Wir alle kommen mit 100 % Leistungsfähigkeit zur Welt. Frei Haus. Nach und nach verlieren wir diese Leistungsfähigkeit, und zwar je stärker, umso schlechter man sich ernährt und umso mehr Laster (z. B. Rauchen) man pflegt. Spitzbart meint, dass man nichts merkt, bis man bei nur noch 30 % Leistungsfähigkeit „aufschlägt".

Plötzlich, wie aus heiterem Himmel sind der **Schlaganfall** oder der **Herzinfarkt** da. Nun ist es immens schwer, aus diesem Leistungsloch wieder herauszukommen, denn es braucht viel Zeit, Wissen und Disziplin, die defekten Zellen, Fette und Gefäße wieder zu heilen oder auszutauschen. Das liegt u. a. daran, dass es sehr schwer ist, die Vorräte an Mineralien, Spurenelementen und Eiweißen wieder aufzufüllen. Es braucht nun Geduld und Konsequenz. Aber vor allem eine Menge an Wissen, um in die korrekte Richtung zu gehen.

Daher rät Spitzbart wie auch viele Ärzte, von denen ich gelesen habe, dazu, frühzeitig anzufangen, seinen Gesundheitszustand nicht weiter abfallen zu lassen. Dazu gehören die genetisch korrekte Ernährung, das Abstellen aller Laster und regelmäßige Bewegung. Zwei bis drei langsame Läufe oder mehrstündige Wanderungen pro Woche sollte man in sein Leben aufnehmen. Alkohol sollte man nur selten genießen. Sobald es einem richtig schlecht geht, hört man ohnehin komplett damit auf. Häufig ist es dann zu spät.

Jason Fung sagt in einem Interview bei Mike Mutzel: „Es ist ja auch nicht so, dass man eines Morgens aufwacht und feststellt, man ist fett.“ Genauso verhält es sich mit KHK, Schlaganfall, Krebs und anderen schweren Erkrankungen. Das baut sich über Jahre auf. Daher gibt es auch keine magische Pille, die alles auf einen Schlag wieder gutmacht. Sie müssen ggf. viele **Billionen** von Mitochondrien reparieren. Das dauert seine Zeit und verlangt Disziplin.

Das Fass zum Überlaufen bringen

Was man nicht ahnt, ist, dass nun eine weitere „Belastung“ von außen, z. B. durch die Einnahme eines Antibiotikums, eine Impfung oder eine starke Grippe dazu führen kann, ein weiteres Energielevel abzusinken, wodurch nochmal eine Menge an Mitochondrien geschädigt oder blockiert werden können. Kuklinski [4] beschreibt in seinem Buch Fälle, in denen durch solche Ereignisse, z. B. eine Impfung (vgl. [4], Seite 70), Patienten das chronische Fatigue Syndrom („CFS“, chronische Erschöpfung) entwickelt haben oder dass das Immunsystem vollkommen unerklärlich zusammenbricht. Long Covid geht vermutlich in die gleiche Richtung.

Aus diesem Zustand kommt man dann nur sehr langsam wieder raus und auch nur, wenn man die richtige Therapie bekommt. Dazu gehört, die vorliegenden Defizite an Nährstoffen zu beseitigen und die Nahrung so ein- bzw. umzustellen, dass sie nützt und nicht beeinträchtigt. So werden ganz langsam die Mitochondrien wieder aufgebaut. Später auch ergänzt durch sehr moderaten Sport. Darauf kommt man natürlich nur, wenn man zufällig über ein Buch wie dieses oder das Buch von Bodo Kuklinski [4] stolpert und es liest. Es kann auch passieren, dass Sie aus dem Zustand nicht mehr herauskommen, da sich Krebs gebildet oder der vermeidbare Schlaganfall bzw. Herzinfarkt einen zu großen Schaden hinterlassen haben.

Vorbeugen

Durch die genetisch korrekte Ernährung plus Einnahme der wichtigen, in unserer Nahrung nicht mehr genug vorkommenden, Nährstoffe wie Selen, Jod und Magnesium, macht man das, was über viele hundert Jahre eine Selbstverständlichkeit war: Sich über die Nahrung zu stärken und somit einen Zustand mitochondrialer Erschöpfung, wie z. B. bei der chronischen Erschöpfung, zu vermeiden.

Am Ende des Tages wird man ja auch nicht dazu gezwungen, sehr viel Sport zu machen oder zu entbehren, wie einst die Spartaner. Auf Nudeln, Brot, Brötchen und vor allem Zucker zu verzichten, ist eine Wahrheit, die zur Lebenseinstellung wird, vor allem, wenn man glutensensitiv ist (siehe Test auf Glutensensitivität nach Peter Osborne in [50], Seite 104f). Doch wo eine Tür zu geht, öffnet sich eine andere, denn:

Fleisch, Olivenöl, Schinken, Gemüse, Salat, Fisch (Bio aus heimischer Zucht), Nussprodukte und mit Einschränkung auch Obst in allen Variationen und hin und wieder auch ein Glas trockenen Wein kann man genießen. Aus eigener Erfahrung kann ich sagen: Mir fehlt kein Brot mehr. Ich freue mich inzwischen riesig auf das gedünstete Gemüse am Abend mit all seinen Geschmacksvarianten.

Zum Abschluss eine chinesische Weisheit: Nein Sing, 2 Jh. v. Chr.:

„Ordnung zu halten, statt Unordnung aufzuräumen, ist das Grundprinzip der Weisheit. Eine Krankheit zu heilen, nachdem sie aufgetreten ist, ist wie einen Brunnen zu graben, wenn man Durst hat, oder Waffen zu schmieden, wenn der Krieg bereits ausgebrochen ist."

Σ

Die Mitochondrien stellen rund um die Uhr die Energie für unseren Körper bereit. Doch man muss ein paar Regeln beachten, damit sie korrekt funktionieren:

- Sie benötigen eine gute Versorgung mit einer ganzen Reihe an Vitaminen und Vitalstoffen.
- Schwermetalle und Gifte können Mitochondrien dauerhaft schädigen (vgl. [15], Seite 179).
- Der Körper kann Mitochondrien reparieren und neu bilden, wenn man ihm die Möglichkeit dazu gibt.
- Zu viele Kohlenhydrate in der Nahrung schädigen die Mitochondrien.
- Ein Eisenmangel (häufig ein Problem von Frauen vor der Menopause) kann die Mitochondrien deaktivieren.
- Die genetisch korrekte Ernährung beinhaltet „zufällig“ alle Vitalstoffe, die das Mitochondrium benötigt.
- Die Leistungsfähigkeit bzw. Gesundheit der Mitochondrien ist u. a. mittels LDH1-5, Pyruvat und Laktat im Blut messbar.
- Im Schonprogramm, also ohne leistungsfähige Mitochondrien, fällt die Leistungsfähigkeit der Zelle sehr stark ab. Sie kann sich auch nicht mehr selbst vernichten und es droht die Gefahr der ungewollten Zellteilung.

“

Wir finden mehr und mehr Studien, die aufzeigen, wie Insulinresistenz die Gesundheit des Gehirns bedroht.

— Benjamin Bikman

Kapitel 10 Das große Ganze (the big picture)

Zum Ende des Buchs über die genetisch korrekte Low Carb-Ernährung die wichtigsten Punkte als Zusammenfassung:

- **Zucker** außerhalb der Frucht ist für den Menschen vollkommen unnatürlich und schädlich.
- **Getreide** ist für den Menschen in vielerlei Hinsicht (Kohlenhydrate, Gluten, Lektine, Phytinsäure, Pilzsporen) problematisch, vor allem wenn man von der traditionellen Zubereitung mittels Sauerteig und langer Teigführung abweicht. Sobald eine Glutenunverträglichkeit oder Glutensensibilisierung ins Spiel kommen, wird Getreide sogar gefährlich.
- Generell muss man feststellen, dass je stärker ein Lebensmittel verarbeitet ist, desto schlechter wird es von uns verstoffwechselt. So ist es ein großer Unterschied, ob man einen Apfel isst oder die gleiche Menge an Energie als Apfelsaft trinkt. Der **Insulinausstoß** ist beim Saft um den Faktor zwei höher (vgl. [S170]). Das stellt man auch beim Brot fest. Ein traditionell gebackenes Roggenbrot führt zu einem geringeren Insulinausstoß als ein künstlich zusammengestelltes Brot, welches sogar reicher an Ballaststoffen war. Und auch bei Eiweiß findet sich dieser Effekt (vgl. [49]). Daher gilt: **So natürlich wie möglich das Essen frisch zubereiten.**
- **Gemüse** und in kleinen Mengen saisonales und damit regionales Obst sind natürlich und sehr gesund für uns. Das Gleiche gilt für frisch zubereitetes Fleisch, insbesondere rotes Fleisch (vgl. [S35], [S107] so ein Ergebnis der PURE-Studie. Daraus folgt, dass man als gesunder Mensch Kohlenhydrate essen darf, jedoch nur aus einer zu uns Menschen passenden Variante.
- Es gibt **gesunde Fette**. Dazu gehören insbesondere die gesättigten Fette aus tierischer Quelle und Kokosöl, sofern man sich Low Carb ernährt! Am besten scheint jedoch Olivenöl zu sein. Wobei man anmerken kann, dass Olivenöl und Schweinefett einen sehr ähnlichen Aufbau haben.
- Essen sollte vor allem **frisch** zubereitet werden, damit die

ungesunden chemischen Haltbarkeitsstoffe und Geschmacksverstärker erst gar nicht in unseren Körper kommen.

- Man sollte seine Produkte, wenn möglich, aus der Umgebung kaufen. Die Produkte sollten unbedingt in der EU angebaut worden sein. Am besten aus **biodynamischem** Anbau, was auch wiederum die natürliche Art und Weise ist. So vermeidet man Schadstoffe.

- **Fisch** war einmal mit das gesündeste, was wir Menschen essen konnten. Fisch hat uns mit bioverfügbarem Eiweiß und vor allem den Omega-3-Fetten versorgt. Leider ist Fisch aus dem Meer inzwischen hoch belastet mit Schwermetallen und Plastik (siehe [15]). Daher kann ich Fisch nur noch aus heimischer Biozucht empfehlen. Joachim Mutter berichtet in vielen Interviews, dass sich seine Patienten durch den Verzehr von Fisch belastet oder gar vergiftet haben. Denn wir Menschen sind unterschiedlich gut darin, Schwermetalle zu entgiften (vgl. [50]). Fisch und Krustentiere stellten für viele Jahrtausende die Grundlage unserer Nahrung dar. Im Jahr 2021 würde man sich jedoch so stark belasten und ggf. sogar vergiften. Daher muss man hier tatsächlich zur Nahrungsergänzung übergehen und gereinigte Omega-3-Kapseln kaufen.

- Der Mensch benötigt 1-2 g bioverfügbares **Eiweiß** pro Tag und Kilogramm Körpergewicht. Vornehmlich in natürlicher Art und Weise aus der Jagd bzw. artgerecht gehaltener Tiere. Bitte behalten Sie hier immer den im Buch vorgestellten DIAAS-Index im Hinterkopf.

- Individuell zu hohe Mengen an Kohlenhydraten führen im Menschen zu **Stoffwechselstörungen** und der Bildung von Fett. Daher orientieren Sie sich immer an der Faustformel:

  50 g bis 150 g Kohlenhydrate am Tag in Abhängigkeit Ihres persönlichen Wohlbefindens, ihres Blutdrucks, Bauchumfang, der eigenen sportlichen Aktivität, dem **Insulinspiegel** und den Werten **Triglyceride** und **HDL** (vgl. [49]). Einzelne Tage spielen dabei keine Rolle, es muss die generelle Lebenseinstellung sein!

Notizen

“

Es gibt einen großen Unterschied zwischen dem Durchschnitt und Normal.

— Chris Kresser

Kapitel 11 Nahrungsergänzung

Ich möchte Ihnen zum Ende des Buchs noch eine Liste von Nahrungsergänzungsmitteln mit auf den Weg geben, die ich bis ans Lebensende nehmen werde und somit (für alle Ernährungsarten) empfehle. Die Einnahmevorschläge gelten für einen gesunden erwachsenen Menschen.

- Omega-3: Da man keinen Fisch mehr essen sollte, muss man dieses NEM einbauen. Ich nehme täglich 1,0 g DHA und habe damit einen Omage-3-Index von 11%.
- Selenmethionin, 100 mcg bzw. jeden zweiten Tag 200 mcg.
- Jod 600 mcg. Wenn Sie noch nie Jod genommen haben, dann beachten Sie bitte das Aufbauprotokoll aus meinem Buch „Zucker, Blut und Brötchen (Seite 317f).
- Vitamin C aus Bio-Acerola mit zweimal 80 mg.
- Vitamin E, welches reich an verschiedenen Tocotrienolen ist.
- Vitamin K2 200 mcg als Tropfen.
- Vitamin D (individuell verschieden) als Tropfen. Ich persönlich benötige bei 68 KG 8000 IE pro Tag im Herbst, Winter und Frühling.
- Vitamin A 5000 IE als Tropfen.
- B-Komplex mit Methylcobalamin und Methylfolat, normal dosiert. Zu Beginn kann man ruhig einen hochdosierten Komplex nehmen, aber dauerhaft kann sich das auch negativ auswirken, da sich ein B-Komplex auch auf das Mikrobiom und den Schlaf auswirken kann.
- Ab dem 35. Lebensjahr: Q10 120 mg.
- Magnesiumglycinat nach Bedarf (→ Blutbild).

Das sind die Ergänzungen, die ich empfehle, wobei man bei Vitamin A, K2 und E sogar drüber nachdenken kann, dass die im Rahmen der korrekten Ernährung gedeckt werden sollten (Olivenöl, tierisches Fett und Leber sollten hier als Quelle dienen).

Kapitel 12 Literaturverzeichnis

[1] Gesundheit optimieren – Leistungsfähigkeit steigern: Fit mit Biochemie, Chris Michalk, 1. Auflage 2019

[2] The Paleo Diet, Loren Cordain, 2. Auflage 2011

[3] Pur, Weiß und Tödlich; Dr. John Yudkin, Dr. Robert Lustig, 2. Auflage 2012

[4] Mitochondrien; Dr. med. Kuklinski, 2. Auflage 2016

[5] Biochemie des Menschen; Florian Horn, 4. Auflage 2009

[6] Nutritional Ecology of the Ruminant; Peter van Soest, 1. Auflage 1994

[7] Zucker macht krank – Vollkorn macht kränker...und keiner merkt's, Klaus Wührer, 1. Auflage 2019

[8] Mitochondria and the future of medicine; Lee Know, 1. Auflage 2018

[9] Superfuel: Ketogenic Keys to Unlock the Secrets of Good Fats, Bad Fats, and Great Health; Dr. James DiNicolantonio, 1. Auflage, 2018

[10] The metabolic approach to cancer, Dr. Nasha Winters, 1. Auflage 2017

[11] Bausteine des Lebens; Felicitas Reglin, 1. Auflage 1999

[12] Die aktuelle Atkinsdiät; Dr. Stephen Phinney, 11. Auflage 2011

[13] The keto reset diet; Mark Sisson, 1. Auflage 2017

[14] Weizenwampe; Dr. Davis, 23. Auflage 2013

[15] Von Zucker, Blut und Brötchen; Robert Krug, 3. Auflage 2020

[16] The toxin solution; Dr. Pizzorno, 1. Auflage 2018

[17] Dumm wie Brot; Dr. Perlmutter, 1. Auflage 2014

[18] The mood cure; Julia Ross, 1. Auflage 2004

[19] No grain, no pain; Dr. P. Osborne, 1. Auflage 2016

[20] Die ganze Wahrheit über Gluten; Prof. Dr. Fasano, 1. Auflage 2015

[21] Das Handbuch zu Ihrem Körper; Chris Michalk, 1. Auflage 2014

[22] The big fat suprise; Nina Teicholz, 2015 1. Auflage

[23] The Rosedale Diet; Ron Rosedale, 1. Auflage 2004

[24] Darm krank, alles krank; Jörn Reckel, Wolfgang Bauer, 1.Auflage 2016

[25] Darmbakterien als Schlüssel zur Gesundheit; Anne Zschocke, 1. Auflage 2014

[26] Blut - Die Geheimnisse des flüssigen Organs; Ulrich Strunz, 3. Auflage 2015

[27] Handbuch Nährstoffe; Burgerstein 12. Auflage 2012

[28] QuickStart Nährstofftherapie; Volker Schmiedel 2. Auflage 2014

[29] The Circadian Prescription; Sid Baker, 1. Auflage 2000

[30] Alles Scheisse; Adrian Schulte, 4. Auflage 2016

[31] The salt fix, James Dinicolantonio; 1. Auflage 2017

[32] The Art and Science of Low Carbohydrate Performance; Dr. Stephen Phinney, Dr. Jeff Volek, 1. Auflage 2012

[33] Der Keto Kompass; Ulrike Gonder, 1. Auflage 2019

[34] The obesity code; Jason Fung, 1. Auflage 2016

[35] The longevity diet; Dr. V. Longo, 1. Auflage 2018

[36] The Complete Guide to Fasting; Jason Fung, 1. Auflage 2016

[37] Krebszellen lieben Zucker – Patienten brauchen Fett; Prof. Ulrike Kämmerer, Dr. C. Schlatterer, Dr. G. Knoll, 6. Auflage, 2017

[38] Orthomolekulare Medizin; Uwe Gröber, 3. Auflage 2008

[39] Biochemie des Menschen; Florian Horn, 7. Auflage, 2018

[40] Gesünder mit Mikronährstoffen; Bodo Kuklinski, 7. Auflage 2016

[41] Vitamin C: The real Story; Dr. Steve Hickey und Dr. Andrew Saul, 1. Auflage 2008

[42] Mineralien das Erfolgsprogramm; Ulrich Strunz und A. Jopp, 8. Auflage 2005

[43] The Diet Cure, Julia Ross; 2. Auflage 2012

[44] 77 Tipps für ein gesundes Gehirn, Ulrich Strunz, 2020 1. Auflage

[45] keto tarian, Will Cole, 2018, 1. Auflage

[46] Why we get sick, Ben Bikman, 2020 1. Auflage

[47] The primal blueprint; Mark Sisson, 2017, 3. Auflage

[48] The Carnivore Code, Paul Saladino, 2020, 1. Auflage

[49] Der Fastenkompass, Robert Krug, 2020, 1. Auflage

[50] Hör auf Deine Gene, Robert Krug, 2020, 1. Auflage

[51] Nutrition and Physical Degeneration, Weston Price, 2010

[52] Vitamine aus der Natur oder als NEM; Ulrich Strunz, 3. Auflage 2013

[53] Warum macht die Nudel dumm; Ulrich Strunz, 3. Auflage 2015

[54] Dirty genes; Benjamin Lynch, 1. Auflage 2018

[55] Chronisch Gesund; Ralf Meyer, 1. Auflage 2009

[56] Superhormon Vitamin D; Prof.Dr. med Jörg Spitz, 1. Auflage 2011

[57] Grün essen!; Joachim Mutter, 7.Auflage 2018

[58] Labor und Diagnose; Lothar Thomas, 6. Auflage 2005

[59] Das Paläo Prinzip der gesunden Ernährung im Ausdauersport; Loren Cordain, Joe Friel, 1. Auflage 2009

[60] Physiologie; Klinke, Pape, Kurtz, Silbernagl, 6. Auflage 2010

[61] forever young; Ulrich Strunz 4. Auflage 2014

[62] keto tarian, Will Cole, 2018, 1. Auflage

[63] The longevity Paradox, Steven Gundry, 2019 1. Auflage

[65] The Art and Science of Low Carbohydrate Living, Jeff Volek, Stephen Phinney, Jimmy Moore, 2011, 1. Auflage

[66] Labor und Diagnose, L. Thomas, 1988, 3. Auflage

[67] Shawn Stevenson, Eat smarter, 2020, 1. Auflage

[68] Shawn Stevenson, Sleep smarter, 2016, 1. Auflage

[69] Hadza: Hunter-Gatherers of Tanzania, Frank Marlowe, 2010

[70] Paul Chek, How to Eat, Move and be Healthy, 2018, 2. Auflage

Literaturverzeichnis

[71] The protein Power Lifeplan, Micheal Eades, 2000, 1. Auflage

[72] die aminorevolution, Ulrich Strunz, 2021, 1. Auflage

[73] The Plant Paradox Quick and Easy, Steven Gundry, 2019, 1. Auflage

[74] Metabolical, Robert Lustig, 2021, 1. Auflage

[75] Eat like the animals, David Raubenheimer und Stephen Simpson, 1. Auflage 2020

Kapitel 13 Referenzen auf Studien

[S1] The expensive-tissue hypothesis: The brain and the digestive system in human and primate evolution, Aiello L.C. et al., 1995, DOI: 10.1086/204350

[S2] Man the fat hunter: the demise of Homo erectus and the emergence of a new hominin lineage in the Middle Pleistocene (ca. 400 kyr) Levant, M. Ben-Dor, 2011, DOI: 10.1371/journal.pone.0028689

[S3] A review of issues of dietary protein intake in humans, Shane Bilsborough et al., 2006, DOI: 10.1123/ijsnem.16.2.129

[S4] The effects of consuming a high protein diet (4.4 g/kg/d) on body composition in resistance-trained individuals, J. Antonio et al, 2014, DOI: 10.1186/1550-2783-11-19

[S5] Isotopic evidence for the diets of European Neanderthals and Early Modern Humans, M. Richards et al., 2009, DOI: 10.1073/pnas.0903821106

[S6] Comprehensive overview of the quality of plant- And animal-sourced proteins based on the digestible indispensable amino acid score, Laure Herreman et al, 2020, DOI: 10.1002/fsn3.1809

[S7] Dietary Protein Quantity, Quality, and Exercise Are Key to Healthy Living: A Muscle-Centric Perspective Across the Lifespan, Nicholas Burd et al., 2019, DOI: 10.3389/fnut.2019.00083

[S8] Values for digestible indispensable amino acid scores (DIAAS) for some dairy and plant proteins may better describe protein quality than values calculated using the concept for protein digestibility-corrected amino acid scores (PDCAAS), John K Mathai et al., 2017, DOI: 10.1017/S0007114517000125

[S9] Associations of fats and carbohydrate intake with cardiovascular disease and mortality in 18 countries from five continents (PURE): a prospective cohort study, A. Mente et al., 2017, DOI: 10.1016/S0140-6736(17)32252-3

[S10] High frequency of HMW-GS sequence variation through somatic hybridization between Agropyron elongatum and common wheat, Gao X. Et al, 2010, DOI: 10.1007/s00425-009-1040-1

[S11] Consuming fructose-sweetened, not glucose-sweetened, beverages increases visceral adiposity and lipids and decreases insulin sensitivity in overweight/obese humans, K. Stanhope, 2009, DOI: 10.1172/JCI37385

[S12] Isocaloric Fructose Restriction Reduces Serum d-Lactate Concentration in Children With Obesity and Metabolic Syndrome, R. Lustig et al. 2019, DOI: 10.1210/jc.2018-02772

[S13] Alcohol and Gut-Derived Inflammation, Bishehsari et al, 2017,

PMCID: PMC5513683

[S14] Diet-induced obesity inad libitum-fed mice: food texture overrides the effectof macronutrient composition, C. Desmarchelier et al., 2013, DOI: 10.1017/S0007114512003340

[S15] Urinary Sodium and Potassium Excretion, Mortality, and Cardiovascular Events, M. O'Donnel et al., 2014, DOI: 10.1056/NEJMoa1311889

[S16] Rosuvastatin to Prevent Vascular Events in Men and Women with Elevated C-Reactive Protein, Paul Ridker et al., 2008, DOI: 10.1056/NEJMoa0807646

[S17] Alpha and gamma tocopherol metabolism in healthy subjects and patients with end-stage renal disease, J. Himmelfarb et al., 2003, DOI: 10.1046/j.1523-1755.2003.00151.x

[S18] No level of alcohol consumption improves health, R.Burton et al., August 2018, DOI: 10.1016/S0140-6736(18)31310-2

[S19] Protective action of ascorbic acid and sulfur compounds against acetaldehyde toxicity: implications in alcoholism and smoking, H. Sprince et al, 1975, PMID: 1171591

[S20] Dietary choline levels modify the effects of prenatal alcohol exposure in rats, N. Idrus et al., 2017, DOI:10.1016/j.ntt.2016.11.007

[S21] Exercise training with ageing protects against ethanol induced myocardial glutathione homeostasis, P. Karkala et al., 2008, PMID: 18551810

[S22] Changes in renal function during weight loss induced by high vs low- protein low-fat diets in overweight subjects, A. Skov et al., 1999, PMID: 10578207

[S23] Changes in Kidney Function Do Not Differ between Healthy Adults Consuming Higher-Compared with Lower- or Normal-Protein Diets: A Systematic Review and Meta-Analysis, Michaela C Devries et al., 2018, DOI: 10.1093/jn/nxy197

[S24] 30 Years of Follow-up From the Framingham Study, Keaven M. Anderson, PhD, JAMA. 1987;257(16):2176-2180, PMID: 3560398

[S25] Is it desirable to reduce total serum cholesterol level as low as possible?, Hirotsuga Ueshima et al, 1979, DOI: 10.1016/0091-7435(79)90033-1

[S26] The scientific report guiding the US dietary guidelines:is it scientific, Nina Teichholz, 2015, DOI: 10.1136/bmj.h4962

[S27] Low-carbohydrate diets and all-cause and cause-specific mortality: Two cohort Studies, T.T.Fung et al, 2010, DOI: 10.7326/0003-4819-153-5- 201009070-00003.

[S28] The Small Intestine Converts Dietary Fructose into Glucose and Organic Acids, C. Jang et al., 2018, DOI: 10.1016/j.cmet.2017.12.016

[S29] Natural honey lowers plasma glucose, C-reactive protein, homocysteine, and blood lipids in healthy, diabetic, and hyperlipidemic subjects: comparison with dextrose and sucrose, N.S. Al-Waili, 2004, DOI: 10.1089/109662004322984789

[S30] Interaction between sphingomyelin and oxysterols contributes to atherosclerosis and sudden death, Kummerow et al, 2013, PMID: 23459228

[S31] Insulin selectively reduces mitochondrial uncoupling in brown adipose tissue in mice, B. Bikman et al., 2018, DOI: 10.1042/BCJ20170736

[S32] Suppression of Oxidative Stress by β-Hydroxybutyrate, an Endogenous Histone Deacetylase Inhibitor, Shimazu et al, 2013, DOI: 10.1126/science.1227166

[S33] A low-carbohydrate, ketogenic diet versus a low-fat diet to treat

obesity and hyperlipidemia: a randomized, controlled trial, Yanca et al., 2004, PMID: 15148063

[S34] Comparison of low fat and low carbohydrate diets on circulating fatty acid composition and markers of inflammation, Forsythe et al, 2008, DOI: 10.1007/s11745-007-3132-7

[S35] Associations of fats and carbohydrate intake with cardiovascular disease and mortality in 18 countries from five continents (PURE), Deghan et al., 2017, DOI: 10.1016/S0140-6736(17)32252-3

[S36] Effectiveness and Safety of a Novel Care Model for the Management of Type 2 Diabetes at 1 Year: An Open-Label, Non-Randomized, Controlled Study, S.Hallberg et al., 2018, DOI: 10.1007/s13300-018-0373-9

[S37] Cardiovascular disease risk factor responses to a type 2 diabetes care model including nutritional ketosis induced by sustained carbohydrate restriction at 1 year: an open label, non-randomized, controlled study, Bahnpuri, Hallberg et al,, 2018, DOI: 10.1186/s12933-018-0698-8

[S38] Effects of energy-restricted high-protein, low-fat compared with standard-protein, low-fat diets: a meta-analysis of randomized controlled trials, Wycherley et al., 2012, DOI: 10.3945/ajcn.112.044321

[S39] The human metabolic response to chronic ketosis without caloric restriction: preservation of submaximal exercise capability with reduced carbohydrate oxidation, Phinney et al., 1983, PMID: 6865776

[S40] Carbohydrate Restriction has a More Favorable Impact on the Metabolic Syndrome than a Low Fat Diet, Jeff Volek et al., 2008, DOI: 10.1007/s11745-008-3274-2

[S41] β-hydroxybutyrate: Much more than a metabolite, John Newman et al., 2014, DOI: 10.1016/j.diabres.2014.08.009

[S42] Metabolic characteristics of keto-adapted ultra-endurance runners, J. Volek et al.,

2016, DOI: 10.1016/j.metabol.2015.10.028

[S43] Ketone body β-hydroxybutyrate blocks the NLRP3 inflammasome-mediated inflammatory disease, Yun-Hee Youm, 2015, DOI: 10.1038/nm.3804

[S44] Alternate Fuel Utilization by Brain, George Cahill and Thomas Aoki,

1980

[S45] Chronic Ketogenic Low Carbohydrate High Fat Diet Has Minimal Effects on Acid–Base Status in Elite Athletes, Carr et al., 2018, DOI: 10.3390/nu10020236

[S46] Vitamin C. Biosynthesis, recycling and degradation in mammals, Linster et al, 2007, DOI: 10.1111/j.1742-4658.2006.05607.x

[S47] Recycling of vitamin C from its oxidized forms by human endothelial cells, j. May et al., 2003, DOI: 10.1111/j.1742-4658.2006.05607.x

[S48] Insulin stimulates vitamin C recycling and ascorbate accumulation in osteoblastic cells, Qutob S et al., Jan 1998, DOI: 10.1210/endo.139.1.5659

[S49] Hepatic Ketogenesis and Gluconeogenesis in Humans, A. Garber et al., 1974, DOI: 10.1172/JCI107839

[S50] Regulation of Ketone Body Metabolism and the Roleof PPARα, Maja Grabacka et al., 2016, DOI: 10.3390/ijms17122093

[S51] Metabolic reprogramming in cancer: unraveling the role of glutamine in tumorigenesis, D. Daye et al, 2012, DOI: 10.1016/j.semcdb.2012.02.002

[S52] Simple sugar, lactate, is like 'candy for cancer cells': Cancer cells accelerate aging and inflammation in the body to drive tumor growth, 2011, Thomas Jefferson University

[S53] Ketone body utilization drives tumor growth and metastasis, Ubaldo Martinez-Outschoorn et al, 2012, DOI: 10.4161/cc.22137

[S54] PHD3 Loss in Cancer Enables Metabolic Reliance on Fatty Acid Oxidation via Deactivation of ACC2, NJ German et al, 2016, DOI: 10.1016/j.molcel.2016.08.014.

[S55] Nitrogen loss in normal and obese subjects during total fast, H. Göschke et al., 1975, PMID: 1177405

[S56] Starvation and Survival, G.Cahill et al., 1968, PMID: 5667163

[S57] Long-Term Persistence of Hormonal Adaptations to Weight Loss, Priya Sumithran et al., 2011, DOI: 10.1056/NEJMoa1105816

[S58] Effects of a low carbohydrate diet on energy expenditure during weight loss maintenance: randomized trial, C.Ebbeling et al., 2018, DOI: 10.1136/bmj.k4583

[S59] Long-term efficacy of dapagliflozin in patients with type 2 diabetes mellitus receiving high doses of insulin: a randomized trial, j. Wilding et al., 2012, DOI: 10.7326/0003-4819-156-6-201203200-00003

[S60] Metabolic Slowing with Massive Weight Loss despite Preservation of Fat-Free Mass, D. Johannsen et al, 2012, DOI: 10.1210/jc.2012-1444

[S61] Acetoacetate is a more efficient energy-yielding substrate for human mesenchymal stem cells than glucose and generates fewer reactive oxygen species, M. Board et al., 2017, DOI: 10.1016/j.biocel.2017.05.007

[S62] Cancer as a metabolic disease: implications for novel therapeutics, Thomas N.Seyfried et al, 2013, DOI: 10.1093/carcin/bgt480

[S63] Partial and complete regression of breast cancer in patients in relation to dosage of coenzyme Q10, K. Lockwood et al., 1994, DOI: 10.1006/bbrc.1994.1401

[S64] Plasma Acetone Metabolism in the Fasting Human, G. Reichard et al., 1979, DOI: 10.1172/JCI109344

[S65] In Silico Evidence for Gluconeogenesis from Fatty Acids in Humans, C. Kaleta et al, 2011, DOI: 10.1371/journal.pcbi.1002116

[S66] Effects of 3-hydroxybutyrate and free fatty acids on muscle protein kinetics and signaling during LPS-induced inflammation in humans: anticatabolic impact of ketone bodies, H. Thomson et al., 2018, DOI: 10.1093/ajcn/nqy170

[S67] Treatment of iron deficiency anemia induces weight loss and improves metabolic parameters, G. Aktas et al., 2014, DOI: 10.7471/CT.2014.1688

[S68] Intensive conventional insulin therapy for type II diabetes. Metabolic effects during a 6-mo outpatient trial, Dr. Henry et.al., 1993, PMID: 8422777

[S69] Impaired cellular insulin binding and insulin sensitivity induced by high-fructose feeding in normal subjects, H. Beck-Nielsen et al., 1980, DOI: 10.1093/ajcn/33.2.273

[S70] A Review of Psychiatric Disorders Associated with Celiac Disease, Mitchell B. Liester et al., 2017, DOI: 10. 21767 /2472-5048.100035

[S71] The Polyp Prevention Trial–Continued Follow-up Study, Elaine Lanza et al, 2007; DOI: 10.1158/1055-9965.EPI-07- 0127

[S72] Caffeine inhibits exercise-induced increase in tryptophan hydroxylase expression in dorsal and median raphe of Sprague–Dawley rats, B. Lim et al., 2001, PMID: 11445277

[S73] High ratio of triglycerides to HDL-cholesterol predicts extensive coronary disease, P. da Luz et al., 2008, PMID: 18719750

[S74] Triglycerides cross the bloodbrain barrier and induce central leptin and insulin receptor resistance, 2018, Banks et al., DOI: 10.1038/ijo.2017.231

[S75] Inhibition of Ascorbic Acid Transport in Human Neutrophils by Glucose, Washko, P. and M.J.Levine, 1992, PMID: 1429700

[S76] Saturated Fats Versus Polyunsaturated Fats Versus Carbohydrates for Cardiovascular Disease Prevention and Treatment, Patty W. Siri-Tarino et al., 2016, DOI: 10.1146/annurev-nutr-071714-034449

[S77] Divergent Hemodynamic and Hormonal Responses to Varying Salt Intake in Normotensive Subjects, A. Overlack et al., 1993, PMID: 8349326

[S78] The wrong white crystals: not salt but sugar as aetiological in hypertension and cardiometabolic disease, James J DiNicolantonio et al., 2014, DOI: 10.1136/openhrt-2014-000167

[S79] Effects of Sugar, Salt and Distilled Water on White Blood Cells and Platelet Cells, H. Ullah et al., 2016, DOI: 10.17554/j.issn.1819- 6187.2016.04.73

[S80] The role of skeletal muscle insulin resistance in the pathogenesis of the metabolic syndrome, Petersen et al., 2007, DOI: 10.1073/pnas.0705408104

[S81] AMP-activated protein kinase activation and NADPH oxidase inhibition by inorganic nitrate and nitrite prevent liver steatosis, I. Cordero- Herrera, 2018, DOI:10.1073/pnas.1809406115

[S82] Effect of meat (beef, chicken, and bacon) on rat colon carcinogenesis, G. Parnaud et al., 1998, DOI: 10.1080/01635589809514736

[S83] Vitamin K, an example of triage theory, Prof. Dr. Ames et al., 2009, DOI: 10.3945/ajcn.2009.27930

[S84] Prevention of Mutation, Cancer, and Other Age-Associated Diseases by Optimizing Micronutrient Intake, 2010, Bruce N. Ames, DOI: 10.4061/2010/725071

[S85] Stopping or reducing dietary fiber intake reduces constipation and its associated symptoms, Kok-Sun Ho et al., 2012, DOI: 10.3748/wjg.v18.i33.4593

[S86] Elevated serum creatine phosphokinase in choline-deficient humans: mechanistic studies in C2C12 mouse myoblasts, KA da Costa et al., 2004, DOI: 10.1093/ajcn/80.1.163

[S87] The influence of lecithin on plasma choline concentrations in triathletes and adolescent runners during exercise, von Allwörden et al., 1993, PMID: 8375373

[S88] The ketogenic diet increases mitochondrial glutathione levels, SG Jarrett et al., 2008, DOI: 10.1111/j.1471-4159.2008.05460.x

[S89] Ketone bodies are protective against oxidative stress in neocortical neurons, D. Kim et al., 2007, DOI: 10.1111/j.1471-4159.2007.04483.x

[S90] To Keto or Not to Keto? A Systematic Review of Randomized Controlled Trials

Referenzen auf Studien

Assessing the Effects of Ketogenic Therapy on Alzheimer Disease, Maria Grammatikopoulou et al., 2020, DOI: 10.1093/advances/nmaa073

[S91] Energy expenditure and body composition changes after an isocaloric ketogenic diet in overweight and obese men, Kevin Hall et al., 2016, DOI: 10.3945/ajcn.116.133561

[S92] Mitochondrial uncoupling and lifespan, Shona Mookerjee et al., 2010, DOI: 10.1016/j.mad.2010.03.010

[S93] Ketogenic diet decreases oxidative stress and improves mitochondrial respiratory complex activity, T. Greco et al., 2016, DOI: 10.1177/0271678X15610584

[S94] Fasting is neuroprotective following traumatic brain injury, L. Davis et al., 2008, DOI: 10.1002/jnr.21628

[S95] Acetoacetate is a more efficient energy-yielding substrate for human mesenchymal stem cells than glucose and generates fewer reactive oxygen species, M. Board et al., 2017, DOI: 10.1016/j.biocel.2017.05.007

[S96] β-Hydroxybutyrate Elicits Favorable MitochondrialChanges in Skeletal Muscle, B. Parker et al., 2018, DOI: 10.3390/ijms19082247

[S97] The "Robust" Australopiths, Paul Constantino et al., 2013, nature

[S98] Diet of Australopithecus robustus at Swartkrans from stable carbon isotopic analysis, Julia A.Lee-Thorp et al., 1994, DOI: 10.1006/jhev.1994.1050

[S99] A review of issues of dietary protein intake in humans, Shane Bilsborough et al., 2006, DOI: 10.1123/ijsnem.16.2.129

[S100] The effects of consuming a high protein diet (4.4 g/kg/d) on body composition in resistance-trained individuals, J. Antonio et al, 2014, DOI: 10.1186/1550-2783-11-19

[S101] Unprecedented wave of large-mammal extinctions linked to ancient humans, University of Nebraska-Lincoln, 2018

[S102] Body size downgrading of mammals over the late Quaternary, Felisa Smith et al., 2018, DOI: 10.1126/science.aao5987

[S103] Origins of the Human Predatory Pattern: The Transition to Large-Animal Exploitation by Early Hominins, Jessica C. Thompson et al., 2019, DOI: 10.1086/701477

[S104] The causal association between megafaunal extinction and Neandertal extinction in Western Europe – Application of the Obligatory Dietary Fat Bioenergetic Model, Miki Ben-Dor et al., 2018, DOI: 10.13140/RG.2.2.32200.88328

[S105] Nutrition of the domestic cat, a mammalian carnivore, M. MacDonald, 1984, DOI: 10.1146/annurev.nu.04.070184.002513

Referenzen auf Studien

[S106] Ketones and brain development: Implications for correcting deteriorating brain glucose metabolism during aging, Scott Nugent et al., 2015, DOI: 10.1051/ocl/2015025

[S107] Dietary Intake of Red Meat, Processed Meat, and Poultry and Risk of Colorectal Cancer and All-Cause Mortality in the Context of Dietary Guideline Compliance, Heddie Mejborn, 2020, DOI: 10.3390/nu13010032

[S108] Lifestyle and reduced mortality among active California Mormons, 1980-2004, James E Enstrom et al., 2008, DOI: 10.1016/j.ypmed.2007.07.030

[S109] Food intake diet and sperm characteristics in a blue zone: a Loma Linda Study, Eliza M Orzylowska et al., 2016, DOI: 10.1016/j.ejogrb.2016.05.043

[S110] The Environment and Reproductive Health (EARTH) Study: a prospective preconception cohort, Carmen Messerlian et al., 2018, DOI: 10.1093/hropen/hoy001

[S111] Ketogenic diet and cognition in neurological diseases: a systematic review, S Pavón, E Lázaro et al., 2020, DOI: 10.1093/nutrit/nuaa113

[S112] C-reactive protein is independently associated with fasting insulin in nondiabetic women, Aruna D Pradhan et al., 2003, DOI: 10.1161/01.ATV.0000065636.15310.9C

[S113] Autologous fecal transplantation from a lean state potentiates caloric restriction effects on body weight and adiposity in obese mice, Patricia Pérez-Matute et al., 2020, DOI: 10.1038/s41598-020-64961-x

[S114] Fecal microbiota transplantation confers beneficial metabolic effects of diet and exercise on diet-induced obese mice, Zi-Lun Lai et al., 2018, DOI: 10.1038/s41598-018-33893-y

[S115] Clinical Experience of a Diet Designed to Reduce Aging, R. Rosedale, 2009, PMID: 20204146

[S116] Cigarette smoking and lung cancer – relative risk estimates forthe major histological types from a pooled analysis of case-control studies, Beate Pesch et al., 2012, DOI: 10.1002/ijc.27339

[S117] Estrogen use and all-cause mortality. Preliminary results from the Lipid Research Clinics Program Follow-Up Study, T. Bush et al., 1983, DOI: 10.1001/jama.249.7.903

[S118] A prospective study of postmenopausal estrogen therapy and coronary heart disease, M. Stampfer et al., 1985, DOI: 10.1056/NEJM198510243131703

[S119] Postmenopausal Estrogen Therapy and Cardiovascular Disease — Ten-Year Follow-up from the Nurses' Health Study, M. Stampfer et al., 1991, DOI: 10.1056/NEJM199109123251102

[S120] Randomized trial of estrogen plus progestin for secondary prevention of coronary heart disease in postmenopausal women. Heart and Estrogen/progestin Replacement Study (HERS) Research Group, S Hulley et al., 1998, DOI: 10.1001/jama.280.7.605

[S121] Risks and benefits of estrogen plus progestin in healthy postmenopausal women: principal results From the Women's Health Initiative randomized controlled trial, Jacques E Rossouw et al., 2002, DOI: 10.1001/jama.288.3.321

[S122] Blue Zones - Lessons From the World's Longest Lived, Dan Buettner et al., 2016, DOI: 10.1177/1559827616637066

[S123] Efficacy of faecal microbiota transplantation in Crohn's disease: a new target treatment?, Liyuan Xiang et al., 2020, DOI: 10.1111/1751-7915.13536

[S124] Prevalence of Optimal Metabolic Health in American Adults: National Health and Nutrition Examination Survey 2009–2016, Joana Araújo et al., 2019, DOI: 10.1089/met.2018.0105

[S125] Isocaloric Fructose Restriction Reduces Serum d-Lactate Concentration in Children With Obesity and Metabolic Syndrome, R. Lustig et al. 2019, DOI: 10.1210/jc.2018-02772

[S126] The paradoxical nature of hunter-gatherer diets: meat-based, yet non-atherogenic, L. Cordain et al., 2002, DOI: 10.1038/sj.ejcn.1601353

[S127] An evidence-based approach to developing low-carbohydrate diets for type 2 diabetes management: A systematic review of interventions and methods, J. Turton et al., 2019, DOI: 10.1111/dom.13837

[S128] Serum Triglycerides in Coronary Artery Disease, M. ALBRINK et al., 1959, DOI: 10.1001/archinte.1959.00270010010002

[S129] One-year effects of increasingly fat-restricted, carbohydrate-enriched diets on lipoprotein levels in free-living subjects, Robert Knopp et al., 2000, DOI: 10.1046/j.1525-1373.2000.22524.x

[130] A randomized trial comparing a very low carbohydrate diet and a calorie-restricted low fat diet on body weight and cardiovascular risk factors in healthy women, Bonnie Brehm et al., 2003, DOI: 10.1210/jc.2002-021480

[131] A low-carbohydrate as compared with a low-fat diet in severe obesity, Frederick F Samaha et al., 2003, DOI: 10.1056/NEJMoa022637

[S132] Effects of a low-carbohydrate diet on weight loss and cardiovascular risk factor in overweight adolescents, Stephen B Sondike et al., 2003, DOI: 10.1067/mpd.2003.4

[S133] The National Cholesterol Education Program Diet vs a Diet Lower in Carbohydrates and Higher in Protein and Monounsaturated Fat, Y. Aude et al., 2004, DOI: 10.1001/archinte.164.19.2141

[S134] A low-carbohydrate, ketogenic diet versus a low-fat diet to treat obesity and hyperlipidemia: a randomized, controlled trial, William S Yancy Jr et al., 2004, DOI: 10.7326/0003-4819-140-10-200405180-00006

Referenzen auf Studien

[S135] Comparison of energy-restricted very low-carbohydrate and low-fat diets on weight loss and body composition in overweight men and women, Jeff Volek et al., 2004, DOI: 10.1186/1743-7075-1-13

[S136] Perceived Hunger Is Lower and Weight Loss Is Greater in Overweight Premenopausal Women Consuming a Low-Carbohydrate/High-Protein vs High-Carbohydrate/Low-Fat Diet, Sharon M.Nickols-Richardson et al., 2005, DOI: 10.1016/j.jada.2005.06.025

[S137] Short-term effects of severe dietary carbohydrate-restriction advice in Type 2 diabetes--a randomized controlled trial, M E Daly et al., 2006, DOI: 10.1111/j.1464-5491.2005.01760.x

[S138] The effects of a low-carbohydrate ketogenic diet and a low-fat diet on mood, hunger, and other self-reported symptoms, F Joseph McClernon et al., 2007, DOI: 10.1038/oby.2007.516

[S139] Comparison of the Atkins, Zone, Ornish, and LEARN diets for change in weight and related risk factors among overweight premenopausal women: the A TO Z Weight Loss Study: a randomized trial, Christopher D Gardner et al., 2007, DOI: 10.1001/jama.297.9.969

[S140] Low- and high-carbohydrate weight-loss diets have similar effects on mood but not cognitive performance, Angela K Halyburton et al., 2007, DOI: 10.1093/ajcn/86.3.580

[S141] A low-carbohydrate diet is more effective in reducing body weight than healthy eating in both diabetic and non-diabetic subjects, P A Dyson et al., 2007, DOI: 10.1111/j.1464-5491.2007.02290.x

[S142] The effect of a low-carbohydrate, ketogenic diet versus a low-glycemic index diet on glycemic control in type 2 diabetes mellitus, Eric C Westman et al., 2008, DOI: 10.1186/1743-7075-5-36

[S143] Weight Loss with a Low-Carbohydrate, Mediterranean, or Low-Fat Diet, Iris Shai et al., 2008, DOI: 10.1056/NEJMoa0708681

[S144] Effects of weight loss from a very-low-carbohydrate diet on endothelial function and markers of cardiovascular disease risk in subjects with abdominal obesity, Jennifer B Keogh et al., 2008, DOI: 10.1093/ajcn/87.3.567

[S145] Carbohydrate restriction has a more favorable impact on the metabolic syndrome than a low fat diet, Jeff Volek et al., 2009, DOI: 10.1007/s11745-008-3274-2

[S146] Long-term effects of a very-low-carbohydrate weight loss diet compared with an isocaloric low-fat diet after 12 month, G. Brinkworth, 2009, DOI: 10.3945/ajcn.2008.27326.

[S147] Efficacy and safety of a high protein, low carbohydrate diet for weight loss in severely obese adolescents, N. Krebs et al., 2010, DOI: 10.1016/j.jpeds.2010.02.010

[S148] In type 2 diabetes, randomisation to advice to followa low-carbohydrate diet transiently improves glycaemiccontrol compared with advice to follow a low-fat dietproducing a similar weight loss, H. Guldbrand et al., 2012, DOI: 10.1007/s00125-012-2567-4

[S149] A randomized pilot trial of a moderate carbohydrate diet compared to a very low carbohydrate diet in overweight or obese individuals with type 2 diabetes mellitus or prediabetes, Laura R Saslow et al., 2014, DOI: 10.1371/journal.pone.0091027

[S150] Effects of low-carbohydrate and low-fat diets: a randomized trial, Lydia A Bazzano et al., 2014, DOI: 10.7326/M14-0180

[S151] Comparison of a low-fat diet to a low-carbohydrate diet on weight loss, body composition, and risk factors for diabetes and cardiovascular disease in free-living, overweight men and women, Kelly A Meckling et al., 2004, DOI: 10.1210/jc.2003-031606

[S152] People in Hong Kong Have the Longest Life Expectancy in the World: Some Possible Explanations, Chung, R. Y. Et al., 2020, DOI: 10.31478/202001d

[S153] Impact of cutting meat intake on hidden greenhouse gas emissions in animport-reliant city, Yau, Y. Y. Et al., 2018, DOI: 10.1088/1748-9326/aabd45

[S154] Hyperinsulinemia is a predictor of new cardiovascular events in Colombian patients with a first myocardial infarction, Ronald Garcia et al., 2011, DOI: 10.1016/j.ijcard.2009.10.030

[S155] Baseline fasting plasma insulin levels predict risk for major adverse cardiovascular events among patients with diabetes and high-risk vascular disease, Anirudh Kumar et al., 2019, DOI: 10.1177/14791641198276

[S156] A limit on the energy transfer rate from the human fat store in hypophagia, S. Alpert, 2005, DOI: 10.1016/j.jtbi.2004.08.029

[S157] Vegetarian and vegan diets and risks of total and site-specific fractures: results from the prospective EPIC-Oxford study, Tammy Tong et al., 2020, DOI: 10.1186/s12916-020-01815-3

[S158] Nutrition and Health in Agriculturalists and Hunter-Gatherers: a Case Study of the Prehistoric Populations. In: Nutritional Anthropology, C. M. Cassidy, 1980, TDAR ID: 113447

[S159] Palmitoleate: A biomarker of obesity and potential target for treatment, Stephen Phinney et al., 2002, American Journal of Clinical Nutrition 75(2):381S-381S

[S160] Hepatic secretion of VLDL fatty acids during stimulated lipogenesis in men, Aarsland et al., 1998, PMID: 9643360

Referenzen auf Studien

[S161] Plasma fatty acid composition and incidence of diabetes in middle-aged adults: the Atherosclerosis Risk in Communities (ARIC) Study, L. Wang et al., 2003, DOI: 10.1093/ajcn/78.1.91

[S162] Serum cholesteryl fatty acid composition and plasma glucose concentrations in Amerindian women, Folke Lindgärde et al., 2006, DOI: 10.1093/ajcn/84.5.1009

[S163] Glucose, Insulin and Triglyceride Responses to High and Low Carbohydrate Diets in Man, G. Reaven et al., 1966, DOI: 10.1172/JCI105472

[S164] Serum Triglycerides in Coronary Artery Disease, M. ALBRINK et al., 1959, DOI: 10.1001/archinte.1959.00270010010002

[S165] Epidemiology of Ischamic Heart Disease in India with Special Reference to Causation, S. MALHOTRA, 1967, DOI: 10.1136/hrt.29.6.895

[S166] Use of dietary linoleic acid for secondary prevention of coronary heart disease and death: evaluation of recovered data from the Sydney Diet Heart Study and updated meta-analysis, Christopher E Ramsden et al., 2013, DOI: 10.1136/bmj.e8707

[S167] Associations of fat and carbohydrate intake with cardiovascular disease and mortality: prospective cohort study of UK Biobank participants, Frederick K Ho et al., 2020, DOI: 10.1136/bmj.m688

[S168] Dietary Glycemic Index, Glycemic Load, and Risk of Coronary Heart Disease, Stroke, and Stroke Mortality: A Systematic Review with Meta-Analysis, Jingyao Fan et al., 2012, DOI: 10.1371/journal.pone.0052182

[S169] Fructose- and sucrose- but not glucose-sweetened beverages promote hepatic de novo lipogenesis: A randomized controlled trial, Bettina Geidl-Flueck et al., 2021, DOI: 10.1016/j.jhep.2021.02.027

[S170] Depletion and disruption of dietary fibre. Effects on satiety, plasma- glucose, and serum-insulin, G. Haber et al., 1977, DOI: 10.1016/s0140-6736(77)90494-9

[S171] Cigarette smoking and lung cancer – relative risk estimates forthe major histological types from a pooled analysis of case-control studies, Beate Pesch et al., 2012, DOI: 10.1002/ijc.27339

[S172] Saturated Fats and Health: A Reassessment and Proposal for Food-Based Recommendations: JACC State-of-the-Art Review, Arne Atsrup et al., 2020, DOI: 10.1016/j.jacc.2020.05.077

[S173] The evolution of the human trophic level during the Pleistocene, Miki Ben-Dor et al., 2020, DOI: 10.1002/ajpa.24247

[S174] Behavior of Metalloproteinases in Adipose Tissue, Liver and Arterial Wall: An Update of Extracellular Matrix Remodeling, Gabriela Berg et al., 2018, DOI: 10.3390/cells8020158

Referenzen auf Studien

[S175] PGC-1#Integrates Insulin Signaling, MitochondrialRegulation, and Bioenergetic Function in Skeletal Muscle, I. Pagel-Langenickel et al., 2008, DOI: 10.1074/jbc.M800842200

[S176] Cognitive impairment in diabetes and poor glucose utilization in the intracellular neural milieu, Carlos Contreras et al., 2017, DOI: 10.1016/j.mehy.2017.06.007

[S177] Insulin Resistance in Alzheimer's Disease, Laís Ferreira et al., 2018, DOI: 10.3389/fnins.2018.00830

[S178] Plant-animal subsistence ratios and macronutrient energy estimations in worldwide hunter-gatherer diets, Loren Cordain et al., 2000, DOI: 10.1093/ajcn/71.3.682

[S179] The paradoxical nature of hunter-gatherer diets: meat-based, yet non-atherogenic, Loren Cordain et al., 2020, DOI: 10.1038/sj.ejcn.1601353

[S180] Gough's Cave and Sun Hole Cave Human Stable Isotope Values Indicate a High Animal Protein Diet in the British Upper Palaeolithic, M. Richards et al, 2000, DOI: 10.1006/jasc.1999.0520

[S181] Advanced Glycation End Products and Nutrition, M Krajcovicová-Kudlácková et al., 2002, PMID: 12234125

[S182] Differential Relations Between Cognition and 15 N Isotopic Content of Hair in Elderly People With Dementia and Controls, Jonathan H. Williams et al., 2002, DOI: 10.1093/gerona/57.12.m797

[S183] Carnitine status of lactoovovegetarians and strict vegetarian adults and children, Kenneth Lombard et al., 1989, DOI: 10.1093/ajcn/50.2.301

[S184] Milk exosomal miRNAs: potential drivers of AMPK-to-mTORC1 switching in β-cell de- differentiation of type 2 diabetes mellitus, Bodo C. Melnik, 2019, DOI: 10.1186/s12986-019-0412-1

Kapitel 14 Glossar

Abkürzung	Bedeutung
5-HTP	5-Hydroxytryptophan ist eine Aminosäure, die der Körper aus L-Tryptophan selbst herstellt.
Al	Chemisches Zeichen für Aluminium
ALS	Amyotrophe Lateralsklerose
Aminosäure	Eine Aminosäure ist eine chemische Verbindung mit einem Stickstoffatom, einer Aminogruppe und einer Carbonsäuregruppe. Aminosäuren sind die Bausteine von Eiweißen.
AMPK	Signalweg im Menschen zum Reparieren von Zellen und zur Vermehrung von Mitochondrien.
Anabol	Bedeutet aufbauend.
As	Chemisches Zeichen für Arsen
BfR	Bundesinstitut für Risikobewertung
BHB	Beta-Hydroxybutyrat, einer von drei Ketonkörpern, die der Mensch in der Leber herstellen kann.
BPA	Bisphenol A
Bioland©	Biosiegel für biodynamischen Anbau
Casein	Das Eiweiß in allen Milchprodukten. Auch im Whey-Pulver können Spuren von Casein enthalten sein.
Chelat	Molekül (i.d.R. eine Aminosäure), welches in der Lage ist, ein Metall zu greifen und renal (über die Nieren) auszuscheiden.
CFS	Chronic Fatigue Syndrom (Chronische

	Erschöpfung)
COMT	Gen welches Fokusierung, Ausgeglichenheit und Ruhe steuert.
Cortisol	Hormon, entzündungshemmend aber auch katabol.
Cu	Chemisches Zeichen für Kupfer
DAO	Bezeichnet das Enzym Diaminoxidase, aber auch das GEN welches dieses Enzym herstellt. Bei schon immer bestehenden Verdauungsproblemen könnte dieses Gen defekt sein.
Deletion	Eine Deletion bedeutet, dass in dieser Stelle gar kein Basenpaar im Genom beschrieben ist. Anstatt „GG“ steht dort „--“. Als Resultat fehlt im herzustellenden Enzym eine oder mehrere Aminosäuren, wodurch das Enzym nicht wirkt.
demeter©	Biosiegel für biodynamischen Anbau
DGE	Deutsche Gesellschaft für Ernährung e. V.
DMPS	Ausleitungschelat für u. a. Quecksilber, Arsen, Cadmium
DMSA	Ausleitungschelat, schwächer als DMPS
EBV	Epstein-Barr-Virus
EDTA	Ausleitungschelat für u. a. Aluminium und Blei
EMG	Evolutionäre Medizin und Gesundheit e.V.
ES	Extrasystole
Exekutive Funktion	Der Ausdruck Exekutive Funktionen (EF) ist ein Sammelbegriff aus der Hirnforschung und Neuropsychologie. Er bezeichnet jene geistige Funktionen, mit denen Menschen (im weiteren

	Sinne: höhere Lebewesen) ihr eigenes Verhalten unter Berücksichtigung der Bedingungen ihrer Umwelt steuern.
fT3	Freies T3 im Blut.
fT4	Freies T4 im Blut.
False Positiv	Das sagt man, wenn ein Test ein positives Ergebnis anzeigt, das Ergebnis jedoch in Wahrheit negativ ist (tritt häufig bei IgG Typ-3-Tests auf). Es wird eine Allergie bzw. Unverträglichkeit angezeigt, wo keine ist.
Fuselalkohole	Das sind bei einer Gärung enstehende (Begleit-)Alkohole wie Methanol, Propanol, Amylalkohole oder Butanol.
Glukagon	Hormon, wichtig für den Stoffwechsel.
Gluten	Eine Eiweißfamilie, die in vielen Getreidesorten vorkommt, u.a. in Roggen, Weizen, Urweizen, Dinkel, Hafer, Reis und Mais.
GST/GPX	Eine Reihe von Genen, die für die Entgiftung von Schwermetallen und chemischen Substanzen zuständig sind.
HI	Histaminintoleranz
HB	Honey Badger
HbA1c	Langzeitzuckerindikator
HDL	High Density Lipoprotein
Hg	Chemisches Zeichen für Quecksilber

HGH	Human growth hormone
IF	Intermittierendes Fasten
IgA	Immunglobulin A
IgE	Immunglobulin E („erlernte Abwehr“)
IgG	Immunglobulin G („geerbte Abwehr“)
IGF	Insulin-like Growth Faktor (das ist ein Botenstoff, der Wachstum/Zellteilung fördert)
Insulin	Hormon, wichtig für den Stoffwechsel.
Katabol	Abbauend, aber auch Reparatur.
Ketonkörper	Ein Energiemolekül, wie Glukose, welches viele Organe im Körper anstatt Glukose verstoffwechseln können.
KFA	Körperfettanteil
KHK	Koronare Herzkrankheit
LCHF	Low Carb High Fat (Wenig Kohlenhydrate, viel Fett)
LC	Low Carb
LDL	Low Density Lipoprotein
LEU	Wird beim Beschreiben von SNPs benutzt und bedeutet „langsam“.
LG	Leaky Gut
LI	Laktoseintoleranz
LTT	Lymphozyten-Transformations-Test
MAOA	Ein Gen, das für Kohlenhydratverlangen und Gemütswechsel verantwortlich sein kann.
MAP	Master Aminoacid Pattern, es werden nur die 8

	essenziellen Aminosäuren eingesetzt
MDA-LDL	Malondialdehyd-modifiziertes LDL. Dieses Molekül zeigt an, wieviel oxidativer Stress im Körper entsteht.
mTor	Signalweg für Wachstum angeregt durch Eiweiß und Insulin.
MS	Multiple Sklerose
Mt	Abkürzung für Mitochondrium
MTHFR	Methylation Gen
NOS3	Gen zur Herstellung von NO, wichtig für die Gefäße und das Herz.
NEM	Nahrungsergänzungsmittel
Orthomolekular	Das Molekül in der richtigen Dosis.
Pb	Chemisches Zeichen für Blei
PCB	Polychloriertes Biphenyl, eine krebsauslösende organische Chlorverbindung.
PEMT	Das Gen steuert die Bildung von Posphatidylchlorine, wichtig für Zellmembranen und Leber bzw. Galle.
pH	Abkürzung für „potentia hydrogenii", beschreibt den Säurewert einer Substanz. Der Wert 5,5 gilt für die Haut als neutral.
RDA	Recommended daily allowance, auf deutsch die empfohlene tägliche Aufnahmemenge
ROS	Sauerstoffradikale
Schwermetalle	Im Buch gemeint sind toxische Metalle wie Blei, Quecksilber, Cadmium, Aluminium und in zu hoher Dosis Arsen.

SMASH	Sardinen, Makrele, Hering, Sardellen und Lachs. Das sind die Fische, die man eingeschränkt noch essen kann (Thema Quecksilber). Bei Lachs wäre ich aber auch sehr vorsichtig.
TT3	Gesamt T3 im Blut.
TT4	Gesamt T4 im Blut.
VAL	Wird beim Beschreiben von SNPs benutzt und bedeutet so viel wie „schnell“.
VLDL	Very Low Density Lipoprotein. Ein Eiweiß zum Abtransport von Triglyceriden und Cholesterin aus der Leber. Im Gegensatz zu LDL transportiert VLDL mehr Triglyceride. Daher ist der Wert bei einer Ernährung mit vielen Kohlenhydraten höher.
Whey	Eiweißshake auf Basis von Milchmolke
Zn	Chemisches Zeichen für Zink

Kapitel 15 Stichwortverzeichnis

Stichwortverzeichnis

Kapitel 16 Über den Autor Robert Krug

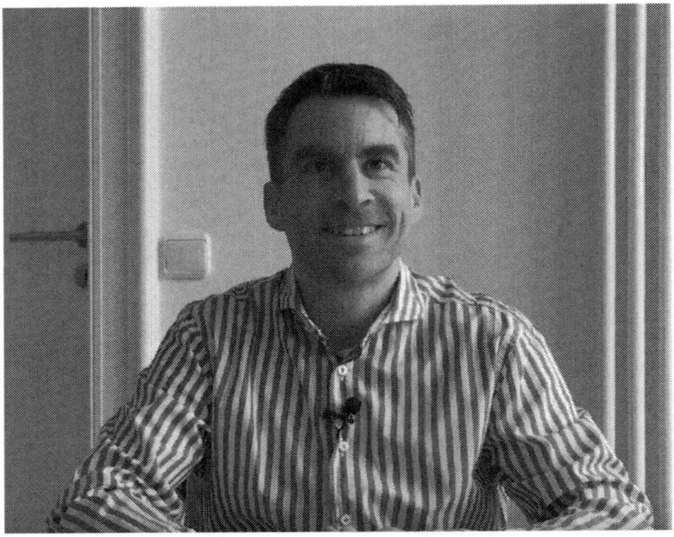

Ich liebe es, Probleme zu lösen. Das wird mit ein Grund dafür gewesen sein, dass ich 1994 Wirtschaftsinformatik studiert und warum ich leidenschaftlich gern Software programmiert habe. Mein Weg zur ganzheitlichen Medizin erfolgte aus der Not heraus, da ich in 2016 selbst erkrankte und von der Schulmedizin leider keine Hilfe bekam. So fing ich an, mich Stück für Stück mit meinen Problemen zu beschäftigen und zu lesen, um den Problemen auf den Grund zu gehen. Also das gleiche Vorgehen wie bei der Arbeit. Das war sozusagen der Start für mein inzwischen leidenschaftliches Interesse an der Biochemie und somit der Start meiner Reise.

Dass ich beim Thema Ernährung eine Pandora-Box aufmachen würde, war mir nicht bewusst, aber das machte die Thematik erst richtig interessant. Seit 2016 verfolge ich einen Low Carb-Lebensstil, da ich zur Kenntnis genommen habe, dass wir die letzten zwei bis drei Millionen Jahre so gelebt haben. Und inzwischen gibt es auch einen großen Berg an Studien, die ich Ihnen mit diesem Buch präsentiere, der genau das aufzeigt: Wir Menschen benötigen vor allem gesundes Fett, um gesund zu leben.

Über den Autor Robert Krug

Weitere Bücher von mir:

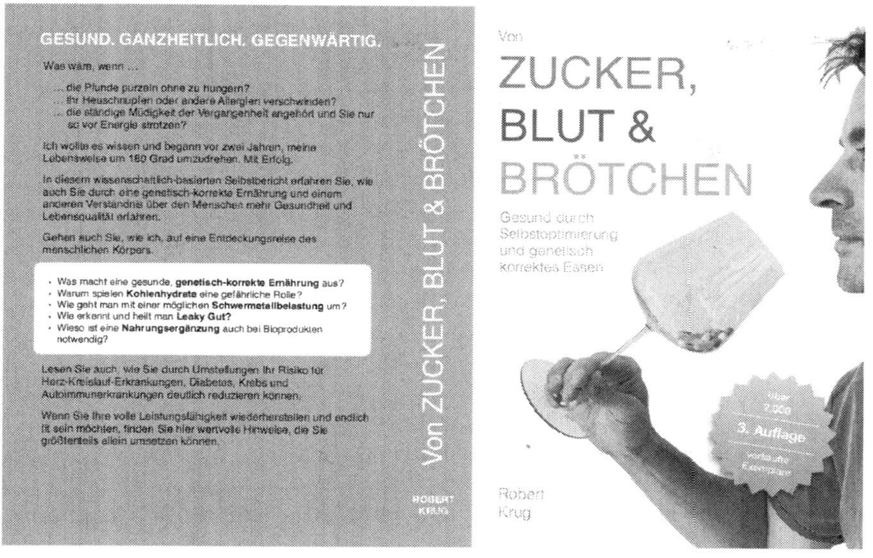

Das Buch ist das Fundament. Ein ganzheitlicher Ansatz für die Heilung ganz unterschiedlicher Erkrankungen, immer mit den Themen Ernährung und Darmgesundheit im Mittelpunkt. In dem Zusammenhang beschreibe ich auch meine Erfahrung zum Thema Ausleiten von Schwermetallen.

Über den Autor Robert Krug

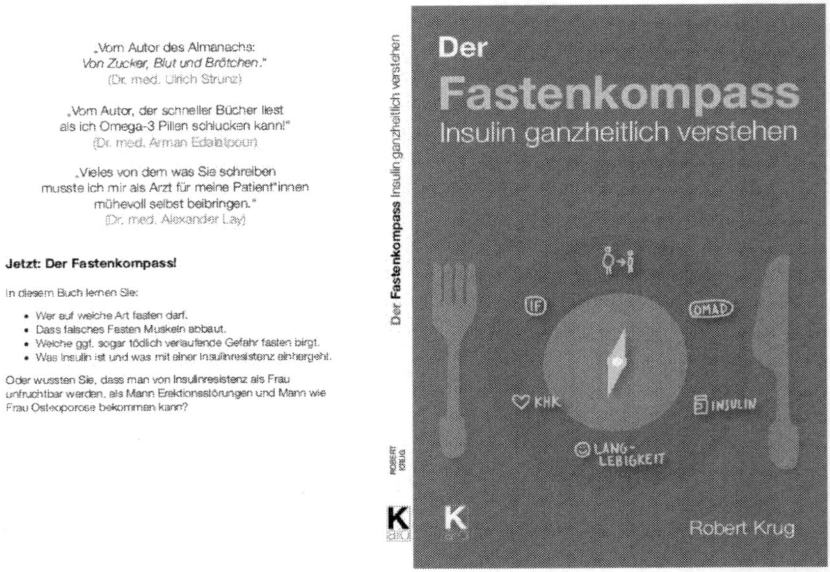

Im Fastenkompass wird nicht nur das Thema Fasten beschrieben und diskutiert, sondern vor allem werden auch die Themen Insulin und Insulinresistenz ausführlich dargestellt. Zudem runde ich das Buch mit einem Kapitel zum Thema Langlebigkeit ab.

Vor allem lernen Sie jedoch, wie gefährlich eine beginnende Insulinresistenz ist, wie Sie diese erkennen und vor allem auch: Wie Sie diese beseitigen, ganz ohne Medikamente.

Über den Autor Robert Krug

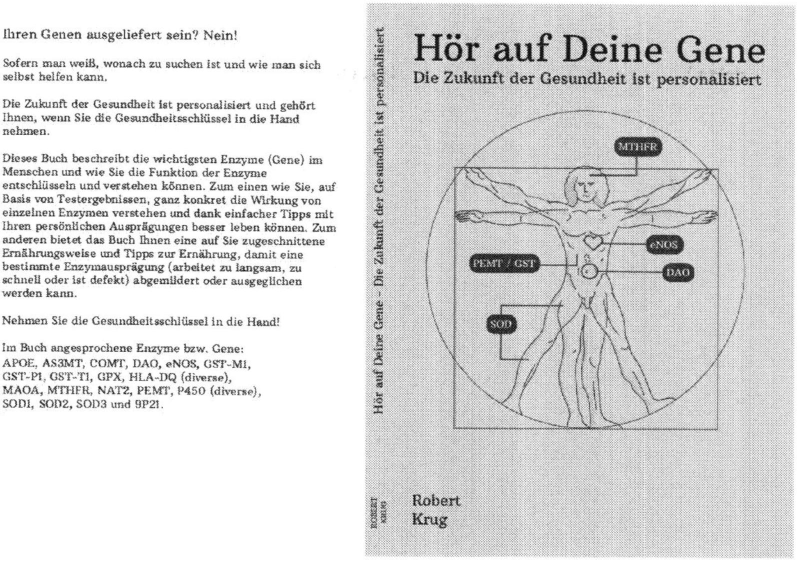

Ihren Genen ausgeliefert sein? Nein!

Sofern man weiß, wonach zu suchen ist und wie man sich selbst helfen kann.

Die Zukunft der Gesundheit ist personalisiert und gehört Ihnen, wenn Sie die Gesundheitsschlüssel in die Hand nehmen.

Dieses Buch beschreibt die wichtigsten Enzyme (Gene) im Menschen und wie Sie die Funktion der Enzyme entschlüsseln und verstehen können. Zum einen wie Sie, auf Basis von Testergebnissen, ganz konkret die Wirkung von einzelnen Enzymen verstehen und dank einfacher Tipps mit Ihren persönlichen Ausprägungen besser leben können. Zum anderen bietet das Buch Ihnen eine auf Sie zugeschnittene Ernährungsweise und Tipps zur Ernährung, damit eine bestimmte Enzymausprägung (arbeitet zu langsam, zu schnell oder ist defekt) abgemildert oder ausgeglichen werden kann.

Nehmen Sie die Gesundheitsschlüssel in die Hand!

Im Buch angesprochene Enzyme bzw. Gene:
APOE, AS3MT, COMT, DAO, eNOS, GST-M1, GST-P1, GST-T1, GPX, HLA-DQ (diverse), MAOA, MTHFR, NAT2, PEMT, P450 (diverse), SOD1, SOD2, SOD3 und 9P21.

In diesem Buch finden Sie eine Vertiefung zum Thema „Gene“. Wie man mit verschiedenen Einschränkungen bei den Genen gut umgehen kann. Zu nennen sind hier vor allem MTHFR und PEMT. Und Sie lernen Ihren persönlichen Entgiftungsmotor kennen.

Über den Autor Robert Krug

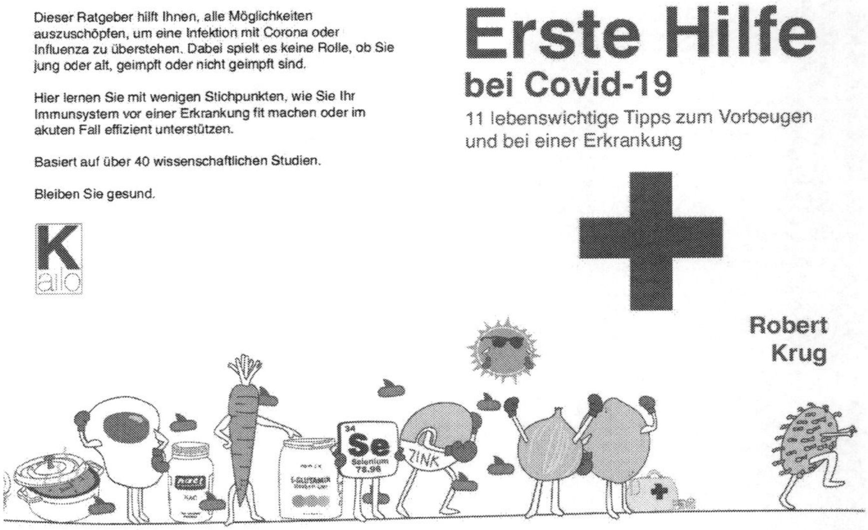

In diesem Ratgeber gebe ich Tipps, wie man mit Ernährung und Nahrungsergänzung sein Immunsystem stärkt und wie man den Verlauf von Covid-19 oder einer normalen Grippe somit positiv beeinflussen kann.

Printed in Poland
by Amazon Fulfillment
Poland Sp. z o.o., Wrocław

40503934R00120